青少年阶段的大脑发育

——神经科学的解释

［美］阿德利亚安·伽罗万　著

刘丽丽　　岳盈盈　译

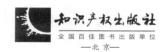

知识产权出版社

全国百佳图书出版单位

—北京—

图书在版编目（CIP）数据

青少年阶段的大脑发育：神经科学的解释/［美］阿德利亚安·伽罗万著；刘丽丽，岳盈盈译. —北京：知识产权出版社，2019.6

（脑科学新知译丛. 第 2 辑）

书名原文：The Neuroscience of Adolescence

ISBN 978 −7 −5130 −6623 −5

Ⅰ. ①青… Ⅱ. ①阿… ②刘… ③岳… Ⅲ. ①青春期—大脑—生长发育—研究 Ⅳ. ①R339.3②R322

中国版本图书馆 CIP 数据核字（2019）第 248829 号

责任编辑：常玉轩　　　　　　　　　责任校对：王　岩

封面设计：陶建胜　　　　　　　　　责任印制：刘译文

青少年阶段的大脑发育：神经科学的解释

［美］ 阿德利亚安·伽罗万　著

刘丽丽　　岳盈盈　译

出版发行	知识产权出版社 有限责任公司	网　址	http：//www.ipph.cn
社　址	北京市海淀区气象路 50 号院	邮　编	100081
责编电话	010-82000860 转 8572	责编邮箱	changyuxuan08@163.com
发行电话	010-82000860 转 8101/8102	发行传真	010-82000893/82005070/82000270
印　刷	三河市国英印务有限公司	经　销	各大网上书店、新华书店及相关专业书店
开　本	880mm ×1230mm　1/32	印　张	9.75
版　次	2019 年 6 月第 1 版	印　次	2019 年 6 月第 1 次印刷
字　数	234 千字	定　价	70.00 元

ISBN 978 -7 -5130 -6623 -5

版权登记号：01-2019-6997

出版权专有　侵权必究

如有印装质量问题，本社负责调换。

前　言

　　近年来，关于青少年期大脑的研究激增，这引起了媒体对该话题的密切关注。《纽约时报》《华尔街日报》《国家地理》以及《纽约客》等流行媒体都报道了有关青少年期大脑的专题研究。本书的写作出于两方面的考虑。首先，它将满足发展认知神经科学领域内日益增长的需求。尽管已经有了很多关于认知神经科学的教材和一些关于青少年心理学的流行教科书，但却没有一本书能够从发展认知神经科学的角度将两个学科整合在一起。研究者对青少年期大脑的科学探索和公众对青少年期大脑的兴趣已经日益增加，因此需要一本综合的、便于理解的教材来整合关于青少年期大脑的神经科学研究成果。我之所以写这本书，是因为在我给大三或大四的本科生上关于青少年期大脑发展的课时，并没有找到一本合适的教材，这让我感到很挫败。希望本书能成为发展认知神经科学学生和不同水平培训对象的教育工具。其次，本书会介绍影响青少年期大脑发展的各方面的因素。有关青少年的历史见解一直以来聚焦于个体从童年期向青少年期过渡时个体显著的激素变化。然而，借助于前沿技术，人类健康大脑可视化的研究为人们提供了青少年期大脑的精确图像。结构性成像技术和功能性磁共振成像技术（sMRI 和 fMRI）等工具已经使我们了解到，在人的一生中大脑如何发挥其功能。通过强调发生在青少年身上的生理变化和神经生理变化，本书将使读者对这一重要发展窗口有更完整的理解。

最近，用来解释青少年期行为的神经生物学和心理学模型整合了实证数据和不同的研究取向。这些模型的一般假设是，我们在作出决策和判断时会用到不同的脑区，这些脑区的发展轨迹不同：动机和情绪系统的成熟先于前额叶皮层，而前额叶皮层的重要作用是调节行为和规划目标。本书详细介绍了这些模型，然后提供了有关这些模型最新的变化、应用和局限。

本书的一个创新点在于，它指出了青少年期大脑研究对政策制定的意义。这些主题穿插在每一章中，且第8章专门对此进行了更详细的介绍。其中重点讨论的问题包括：青少年期神经科学对青少年犯罪系统、青少年驾驶、青少年睡眠和健康决策的意义。

本书旨在介绍一批具有发展心理学、认知神经科学和神经成像知识背景的学者，以及发展认知神经科学领域的快速发展和青少年期大脑研究的进展。

本书根据认知发展主题来加以组织。每一章讨论一个具体概念的发展，比如青少年的社会信息加工或认知过程。特定的概念往往与特定的脑区相联系（例如，前额叶被认为是高级认知的中心），如此一来，每一章重点关注相关脑区。然而，这并不是说某个脑区与某个认知主题是一一对应的关系。大脑是作为一个整体而运作的，所以，即使是那些在具体章节中没有明确提到的脑区，它们也可能对某个功能具有重要作用。同样，每一章也会提到其他章节中的知识，但是你可以灵活使用本书，而不必按照固定的顺序来教学。

每一章结尾都做了一个内容小结，列出本章的重要主题，一组问题帮助你回顾和理解本章内容，还推荐了一系列延伸阅读资料。实在是有太多优秀的文章了，我们只能列出其中一部分，而这些通常是综述性文章。在每一章，我们都会通过图表回顾概念和呈现来自实证研究的数据。由于篇幅有限，我们不能收集全所有与核心主题相关的重要数据和图表，所以你可以鼓励学生们去阅读一手文章。

　　最后一章是关于政策的，目的在于让学生们了解，青少年脑科学取得的重要成果已经对公共政策和与青少年相关的法律问题产生了影响。我们不能穷尽所有关于青少年的政策，而仅仅是将你引入这个话题。

目 录

第1章 什么是青少年期

学习目标

- 什么是青少年期。
- 青少年期概念的历史是怎样的。
- 当前青少年期大脑发展的理论有哪些。
- 青少年期的功能是什么。
- 如何使用这本书。

1.1 引言

青少年期是一生中最令人兴奋的时光，与人生其他任何阶段相比，这个阶段的个体都更容易激动、更反复无常、更具有探索性。儿童从青少年期开始了争取独立的漫长之旅，而独立是成为一个适应良好的成人的关键。"青少年期"（adolescence）这一术语源于拉丁文"*adolescere*"，意思是"长大"或"成熟"（Slee, Campbell, and Spears, 2012）。对世界各地的人以及不同物种而言，青少年期都起到了一个重要作用：在这个阶段，个体从一种对照料者的依赖状态转向一种相对独立的状态。这一过渡期为众多变化提供了机会，这些变化包括身体和生理的发育、认知复杂性的增加以及心理社会技能的变化。因此，毋庸置疑，青少年在

1

此阶段变得更具有自我意识，能够理解抽象概念，对新观念更感兴趣，并且成为其所笃信的事业的热情领导者。

尽管我们的社会长久以来就认为青少年期是一个重要的过渡期，但是直到近期，政策制定者和学者们才给予青少年期更多关注。现在，青少年期成了联合国卫生报告（UN，2011）、联合国宣传文件（UN，2012）以及学术期刊发表物的一个重要主题。联合国最近的几项举措表明，青少年及其健康也引起了世界范围内的关注（Ki－moon，2013）。同时，对青少年期的关注已经鼓励了关于如何对待、保护和支持年轻人的大批精彩论述。本书将聚焦于大脑和身体发育对这些重要方面的作用，这些内容与青少年的健康密切相关。我们也将探索脑成像技术的出现如何使我们能够窥探青少年的大脑，从而确定青少年大脑的发展如何对其行为特征产生重要影响。

1.2　发展阶段

发展研究的对象是贯穿一生的变化。发展模式的变化始于怀孕，终于死亡。这些变化包括身体变化、神经元变化和行为变化。因为发展阶段不同，这些变化发生的方式也不同。某些变化是生物驱动的，意味着它们是由基因或生理原因导致的；某些变化是环境驱动的，意味着它们受个人所处环境中诸多因素的影响，包括父母、同胞兄妹、同伴以及邻里；大多数变化是生物因素和环境共同作用的结果。

尽管发展心理学家和发展认知神经科学家对青少年期的研究主要聚焦于青少年个体，但是他们也意识到，理解青少年期之前和之后的发展阶段同样重要。一般而言，人生有三个发展阶段：

儿童期、青少年期和成年期。

1.2.1　儿童期

儿童期包括胎儿期、婴幼儿期、儿童早期和儿童中后期。**胎儿期**（prenatal period）从怀孕开始，直到出生。对人类而言，这个阶段持续大约 9 个月，是一个非常重要的成长期：有机体从一个单一细胞变成一个拥有所有器官的完整个体。在胎儿期，胎儿完全依赖母亲提供的营养。**婴幼儿期**（infancy）从出生开始到大约 18 个月。许多重要的心理活动和身体方面的学习发生在这个阶段，婴幼儿极其依赖成人照料者。婴幼儿致力于感觉运动的协调、大肌肉技能的学习（比如走路）、语言的学习和频繁的社会交往，尤其是父母和孩子之间的交往。儿童早期（early childhood）始于婴幼儿期的结束，一直持续到五六岁左右（大约是儿童开始上学前班的时候）。在儿童早期，随着孩子们开始花更多时间自己玩以及与同伴玩，他们变得更自立。也是在这个阶段，他们开始获得更复杂的语言和阅读技能。儿童中后期（middle and late child hood）是指从幼儿园学前班开始一直到青少年期之前的发展阶段。重要的学业学习发生在这个阶段，儿童更多地投入一些基本的阅读、写作和算术技能的学习中。此年龄段的孩子，其行为的自我管理日益增强。

1.2.2　青少年期

青少年期之前的所有学习、习得的技能和社会互动都为青少年发展提供了充足的准备。在这个阶段，遗传背景和儿童期的发展历史一起推动了青少年的发展历程以及相关的大脑发展。在我们了解青少年期的变化时，记住这一点很重要。研究青少年的学者面临着艰巨的任务，他们很难在其研究中确定如何界定青少年群体。大多数科学家已经将青少年期定义为"从儿童期到成人期的过渡阶段"（Spear，2000）。某些关于人类青少年的神经科学研究根据年龄、年级或性成熟来界定青少年期。

青少年期的具体时间并不像儿童期那样清晰明确，因为青少年期的界定涉及多种因素。这个话题我们将在本章后面的内容中讨论。青少年期的年龄范围也因文化和历史因素而改变。在美国，青少年期始于 11 ～ 13 岁，止于 18 ～ 19 岁。**青少年早期**（early adolescence）通常包含了中学阶段，大部分性发育发生在青少年早期（在第 2 章我们会进行详细介绍）。在大部分发育完成之后，开始进入青少年后期（late adolescence）。重要的心理社会性变化和认知变化发生在这个阶段。心理社会性变化包括对同伴的选择、对亲密关系的兴趣和同一性的探索；更复杂的认知能力包括抽象思维、未来的规划和目标设定，以及职业探索。

1.2.3　成人期

与儿童期和青少年期类似，成人期是一个多层次的发展阶段，我们不能用任何一种行为或发展的历程标志来概括它。成人期跨越的年龄阶段是最长的，包括成人早期、中期和晚期。**成人早期**（early adulthood）（有时被称为成人初显期，Arnett，2011）指的是从青少年晚期接近 20 岁开始，一直持续到 35 岁左右。这是生命中很重要的一个阶段，个体取得了完全的经济和人格独立。个体通常在这个时候离开家去上大学，并专注于职业发展。在二十岁后期很多人会结婚。**成人中期**（middle adulthood）大约始于 35 岁，结束于 65 岁左右。这个阶段通常是养育孩子的时候，处于这个年龄的个体通常会有一个正在经历儿童期或青少年期的孩子。**成人晚期**（late adulthood）基本上从 65 岁开始，一直到死亡。在美国，男性的平均寿命是 77.4 岁，女性的平均寿命是 82.2 岁。*

专栏 1.1　全世界的青少年数量

- 2015 年，全世界约有 31 亿 25 岁以下的人口，约占世界总人口数的 42%。

- 非洲、亚洲、拉丁美洲和加勒比海的年轻人占了全世界年轻人口的 90%：17 亿 0 ～ 14 岁的孩子和 11 亿 15 ～ 24 岁的个体。

- 预计到 2050 年，年轻人的数量会增长到 34 亿。

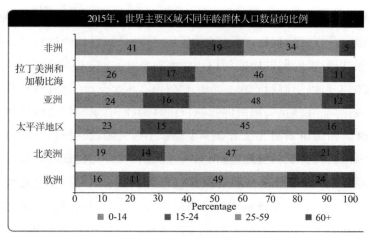

Source：United Nations，Department of Economic and Social Affairs，Population Division（2015）．World Population Prospects 2015－Data Booklet（ST/ESA/SER. A/377）

---

　　* 此节关于儿童期、青少年期、成人期区分年龄的讨论含混不清、多有交叉原文如此。更详尽的讨论请参阅相关《发展心理学》专著。——编辑注。

1.3　青少年期：一个历史的视角

纵观历史，青少年期的一些典型行为一直备受关注：亚里士多德（384 BC－322 BC）观察到"青少年受天性驱使，就如同醉汉受酒精驱使"。苏格拉底认为年轻人倾向于"顶撞父母"和"欺压老师"。然而，在 1904 年之前，青少年期并没有被当作一个独立的发展阶段。今天的你可能难以想象这一点，因为少年或青少年在我们的社会中是如此重要的角色。我们通常认为，心理学家斯坦利·霍尔最早提出青少年是人类发展的一个重要阶段，他将之视为一个充满"狂风暴雨"的阶段（1904）。这个短语源于德国的狂飙突进运动，包含三个主要的成分：与父母的冲突，情绪混乱和危险行为。霍尔指出，这是大多数青少年的特点，有其生理基础，受文化影响（Arnett，2011）。精神分析理论家，尤其是安娜·弗洛伊德（1946，1958，1968），强烈支持霍尔提出的青少年期模型，并且将这些行为特点归因于发育期的荷尔蒙变化，认为荷尔蒙变化给青少年带来了很大困扰。同样，西格蒙德·弗洛伊德及其女儿安娜·弗洛伊德都认为荷尔蒙的激增导致了心理冲突，从而影响了青少年的行为。埃里克·埃里克森的理论关注的则是，性成熟连同来自社会的压力，引起了青少年的同一性危机，促使他们审视和定义自己是谁。

相比之下，玛格丽特·米德（Margaret Mead，1928）和鲁思·本尼迪克特（Ruth Benedict，1934）认为青少年期是由文化定义的。他们带领人类学家反击青少年期普遍充满狂风暴雨的观点，他们引用了很多非西方文化的例子。在这些文化下，青少年并没有表现出此类行为（Mead，1928）。他们认为，根据他们对年轻人的分析，是社会塑造了它们自己的青少年期文化：那些将青少年期视作麻烦期并认为只能忍受它直到其结束的社会，青少年自然会体验到充满紧张和动荡的青少年期，而在那些赞美青少年期的社会，青少年则会有放松且从容不迫的青少年期体验。尽管大多数当代的青少年理论家不再用"狂风暴雨"来形容青少年的行为，但他们承认这个说法有助于理解青少年期的行为变化。

1.4　世界各地的、不同物种的青少年

研究者在世界范围内考察了不同文化（Schlegel，2001）以及不同物种（Spear，2000）的青少年期相关行为。与人类的青少年相同，处于青少年期的啮齿动物在这个阶段开始性成熟，出现行为变化，这些变化与在人类青少年身上观察到的变化相类似。这些行为包括日益增强的同伴导向的社会互动（Douglas，Varlinskaya，and Spear，2004），间或增加的与父母的冲突（Csik-szentmihalyi，Larson，and Prescott，1977），日益增加的新异寻求行为、感觉寻求行为和冒险行为（Laviola，Macri，Morley - Fletcher，and Adriani，2003），日益增加的消费行为（Friemel，Spanagel，and Schneider，2010），以及每次饮酒量的增加（Doremus - Fitz-water，Varlinskaya，and Spear，2010）。人类青少年身上出现的日益增强的药物使用倾向，也出现在了青少年期大鼠（Brenhouse and Andersen，2008；Torres，Tejeda，Natividad，and O'Dell，2008）和灵长类动物身上（Nelson et al. ，2009）。这些数据表明，在人类身上观察到的某些典型的行为可能具有某种进化意义，有助于促进发育中生物的重要行为的发展。实际上，研究者

通过实验室来研究动物和人类的青少年期已经取得了重大进步，这些研究表明，作为动机、情感和行为管理基础的神经系统发生了变化，这些变化影响了青少年期个体对环境中事件的加工和反应，从而导致出现偏差行为。

不同文化和不同社会中，青少年期都被认为是独特的发展阶段，在这个阶段，儿童开始向成人过渡。随着结婚、从父母家里搬出来、养育孩子等成人行为的日益增加，这一转变也就完成了。然而，人类学家指出，随着文化的不同，每个社会对青少年期的认可度不同，对从儿童期到成人期过渡特征的描述也不同。在某些传统社会，人们通过公共仪式来庆祝从儿童转变为成人。相比之下，现代工业社会很少公开承认青少年期，部分原因在于，其中包含几个发展里程碑（发生在不同年龄）。在从儿童转变为成人的过程中，这些里程碑非常关键，包括完成中等教育，达到法律规定的年龄，获得一份工作，结婚或成为父母。

1.5 青少年期大脑发展的理论模型

大脑的基本结构是怎样的？关于这个问题，发展心理学家和神经科学家已经思考了数十年。"天性还是教养"这一陈旧的争论早已荡然无存，现在我们都认同大脑是基因或生物基础和环境共同作用的产物。然而，在不同人之间，大脑的建构是如此相似（例如，每个人的大脑的一般解剖结构是相似的）又如此不同（每个人的大脑加工信息的过程略有不同），这令人非常着迷。发展心理学家艾斯特·西伦（Esther Thelen）穷其一生都在探究这个问题：我们如何以少知多？一个无助的婴儿如何成为一个能说能走的学步儿？专栏1.2给出了她的动力系统理论。

　　青少年大脑的基本结构是怎样的？本部分内容介绍一些流行的青少年期神经生物学模型。就每一个发展阶段来说，在实证研究中应用这些理论观点，通常能帮助研究者更好地理解青少年期观察到的一些行为和变化。尽管这些模型的关注点有所不同，但它们通常都强调与情绪、社交、奖赏等相关的大脑系统不同程度的成熟，这些加工过程对行为管理而言很重要。这些不同的系统有时分别被称为"热"和"冷"系统。热系统通常是指，在机体环境中对情感事件（包括害怕、欲望、快乐和反射）作出反应的区域。相比之下，冷系统通常是指与认知和目标—计划有关的区域，很少参与情绪性的反应。具体到每个模型，详见图 1.1（Casey，2015）。

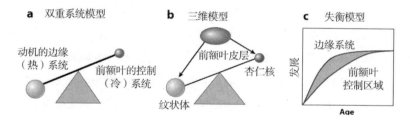

图 1.1　三种流行的青少年期行为模型

1.5.1　双重系统模型

　　斯滕伯格（steinberg，2008）根据双重系统模型描述了青少年在感觉寻求、风险决策中的行为。根据这一模型，青少年期的风险决策是两种神经生物系统相互作用的产物：社会情绪系统，由包括杏仁核、腹侧纹状体、眶额叶皮质和内侧前额叶皮质在内的大脑边缘系统区域构成；认知控制系统，由内侧前额叶和顶叶皮层构成。在青少年期，社会情绪系统中多巴胺活动的急剧增加导致了感觉寻求和风险决策的增加，超出了认知控制系统的发展和约束。这种时间差距导致青少年期的行为具有一定的特点（Steinberg，2010）。

专栏1.2 动力系统理论

艾斯特·西伦是一位著名的发展心理学家，她将发展视为复杂的动力系统的一种变化。这一理论框架假设发展中的有机体是由许多单个元素构成的复杂系统，这些单个元素嵌入一个复杂环境中或者是向复杂环境敞开大门，在环境中展现一致的行为（Smith & Thelen，2003）。例如，具体应用到大脑发展上，这个理论提出，大脑（一个复杂的系统）是由单个脑区（单个元素）构成，这些脑区协同工作生成一个结果。另外，这些区域（以及整个复杂系统）通过一个所谓"自我组织"的过程来发展和变化，自我组织涉及由经验带来的变化和有机体自然成长的发展。在这个意义上，大脑发展既是规范化发展（基因蓝图决定的，就像青少年期的情况一样）的展开，也是大脑对环境的反应。因此，史密斯和西伦进而认为，发展可被当作"一系列动态平衡的演化和消解模式，而不是成熟的必然进展"。这是一个重要概念，因为它贯穿了本书中将会回顾的多个重要主题：可塑性（变化的能力），正常的生理发展（成熟），演化模式（基于环境的变化），消解模式（修剪不再使用的神经元联结），成熟（以及定义成熟的挑战）。他们提供了一个例子，这个例子很好地说明了这样一点：婴儿爬行。他们写道："爬行是婴儿惯用的移动行为，这时他们有充足的力量和协调性来支撑手和膝盖的姿势，但却没有足够的力量支撑直立行走和保持平衡。爬行是一种会持续几个月的稳定行为。但是当婴儿学习走路时，因为站立和行走模式的出现，爬行模式变得不稳定。在基因或神经系统的连接中并不存在组合好的爬行程序，爬行就像一个问题（穿越房间）的一种解决方法，之后会被更有效的方法取代。"

1.5.2 三维模型

恩斯特等人（Ernst, Pine, and Hardin, 2006）提出了动机行为的三维模型。这一模型将动机行为的决定因素归因为三种功能性神经系统：前额叶皮层、纹状体和杏仁核，随着个体成长，每个区域的成熟时机如何影响动机行为，会导致怎样的与年龄相关的差异（Ernst, 2014）。前额叶皮层对动机行为的管理有重要意义，纹状体负责模型中的动机层面，杏仁核负责行为的情感成分。这三者以及与之相联系的机构，一起协调决定是采取某种行为，还是避免某种行为，并调整这一决定。该模型已经被用来描述青少年的典型行为，包括认知冲动、风险寻求、情感强度和社交导向。

1.5.3 失衡模型

凯西及其同事（Casey, Getz, and Galván, 2008）提出了失衡模型，该模型源于实证研究，这些研究考察了个体从童年期到青少年期再到成年期的发展变化，以及不同物种（非人灵长类）之间的变化（Casey, 2015）。根据这一模型，大脑神经化学成分、结构和功能的发展变化按照不同的时间进行，如此一来，某些脑区会比其他脑区更早出现发展变化。这就导致了区域发展失衡，从而出现行为偏差。在不同的发展阶段，这些脑区的参与度不同。例如，上述观点可用来解释青少年期行为的非线性变化，基于纹状体的灵活性和寻求奖赏的行为倾向，我们可以推测相对于负责行为管理的脑区（比如前额叶皮层），负责奖赏感的脑区（比如纹状体）表现出更大的参与度。很重要的是，与关注具体脑区的模型不同，失衡模型致力于将青少年的行为归因于许多大脑回路的协调整合（Casey, Galván, and Somerville, 2015）。该模型聚焦于影响神经系统变化的化学物质、连接性和回路发展进程中的动态的功能性互动，这些大脑回路对自我控制而言就有重要意义。

1.5.4　社会信息加工模型

社会信息加工模型是由尼尔森及其同事（Nelson, Lieiben-luft, McClure, and Pine, 2005）提出的，它与其他的青少年发展模型类似。增加的部分是，它基于过度活跃的情感节点描述冒险行为，包括青春期性腺激素水平激增导致的青少年边缘系统的正常变化。

1.5.5　模糊痕迹理论

雷纳及其同事（Reyna & Farley, 2006）使用模糊痕迹理论来解释青少年期的冒险行为。模糊痕迹理论指出，复杂的"判断和决策是基于对选择的简单心理表征（'模糊'记忆痕迹），而不是更详尽、更丰富的表征（一字不差的记忆）"（Rivers, Reyna, and Mills, 2008）。根据模糊痕迹理论，随着个体的发展，我们更少依赖计算来决策，更多依赖知觉来决策。在青少年期，个体的风险决策涉及精确的计算（比如，我获得快感或金钱的量是不是超过我为获得这些而做出的冒险的程度），然而成人却转而使用更模糊的计算，只是简单地将选择进行排序（比如，将可能获得的奖赏与为了获得奖赏而做出的冒险进行比较）。模糊痕迹理论已被用来解释真实世界大量的青少年期决策。

正如你所看到的，这些模型所传递出的信息非常相似：在青少年期，不同脑区对行为的作用偏向更激烈的情绪反应和奖赏驱动的行为。这显然是一种过分简单化的解释，任何一个模型的提出者都不认为青少年期的大脑或青少年期的行为是如此简单的。然而，随着神经科学证据的发展而提出的模型指出，一些重要脑区在青少年期表现出了独特的激活模式。伴随神经科学工具的日益成熟，人们对青少年期发生的神经计算有了更细致入微的认识。现在，我们有能力来测量不同脑区之间如何彼此交流，这些模型不断得到完善，可用于分析大脑系统内部以及系统之间如何相互联系，这也有助于理解青少年期行为的特点（Casey et al.，2015；Galván，2014）。研究青少年期大脑的专家也在确定环境以及发展史在塑造青少年大脑中的重要作用（Crone and Dahl，2012；Pfeifer and Allen，2012）。在新近提出的一个模型中，克龙和达尔（Crone and Dahl）提出，青少年期的大脑因其可塑性而具有充分的灵活性，关于这一个主题，我们会在第 4 章介绍。正如图 1.2 中所示，他们提出的整合模型将青少年期的变化以及积极和消极结果放在核心位置。换句话说，除了整合发生在青少年身上的神经元发展之外，他们强调了在这一发展窗口，所有联合要素构成的混合体的输入和输出。

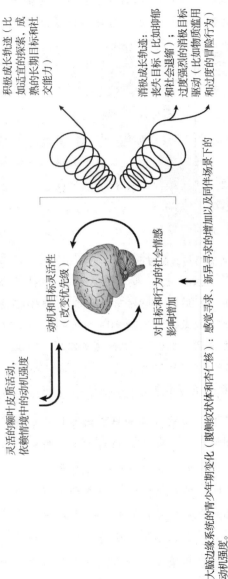

逐步发展的认知控制系统（背外侧前额叶皮质，背侧前扣带回和顶叶皮层）

逐步发展的社会脑网络（内侧前额叶皮质，颞顶联合区，亚前扣带皮层和脑岛）

灵活的额叶皮质活动，依赖情境中的动机强度。

动机和目标灵活性（改变优先级）

积极成长轨迹（比如自主的探索，成熟的长期目标和社交能力）

消极成长轨迹：逆失目标（比如抑郁和社会退缩）过度强烈的消极目标驱动（比如物质滥用和过度的冒险行为）

对目标和行为的社会情感影响增加

大脑边缘系统的青少年期变化（腹侧纹状体和杏仁核）：感觉寻求、新异寻求的增加以及同伴场景下的动机强度。

性发育开启 | 时间 | 向成人过渡

图 1.2 克龙和达尔提出的青少年发展模型（2012）

模型展示了青少年期导致社会加工过程（黄色盒子）变化的作用，而这些变化又与认知控制和社会认知发展（蓝色盒子）相互作用。这些相互作用有助于青少年前额叶皮质系统参与发展的灵活性，这些倾向性会导致积极结果和消极结果。

1.6 青少年期的功能

与生命的其他阶段相比，青少年期的个体更健康、更有力量也更有激情（Dahl，2004）。证据证明，他们也更鲁莽、更冲动和更固执。这一谜题导致理论家推测，青少年期是否具有独特的"功能"。大多数研究者已经达成共识，青少年期的主要功能是获得独立。著名的发展心理学家埃里克·埃里克森指出，"青少年期是年轻人设定未来生活模式的一段时间"，而爱丽丝·施莱格尔认为，"各种文化下的青少年期功能是为儿童向具有繁殖能力的成人过渡做准备，与较高级的灵长类类似"（Schlegel，2001）。

为成年期做准备的一个重要方面是获得独立性，独立于家庭和照料者。在非人动物中，这一自主性主要涉及离开家去寻找新的性伴侣、食物和用于栖息的洞穴或大树。但是，人类在离开家庭这一行为上存在很大不同。某些青少年会住在家附近，即使他们已经是法律意义上的成年人了。而另一些人则会远离家庭，可能只是偶尔回家看看。在不同的年代，不同青少年、父母和社会中，独立的含义不同。大多数社会中，青少年期结束的标志是：个体足够成熟，值得信任去承担特定的责任，包括开车，有合法的性关系，可服兵役和担任陪审员，可独立购物、卖东西以及饮酒、选举，接受了一定程度的教育，结婚和租车。然而在不同国家或文化中，个体被赋予这些权利和特权的年龄也不同。在大多数情况下，标准法定年龄的确定似乎也是武断的、不一致的，不同的活动需要不同的年龄限定。例如，美国大多数州规定，个体到了 14 岁就可以被雇佣来工作，但是 14 岁的时候不能开车、参与选举和买酒，分别需要到 16 岁、18 岁和 21 岁才可以做这些事。个体到了 18 岁便可以服兵役和参与战争，但是却不能租车，只有到了 25 岁才可以租车。在第 8 章，我们还会讲到这个主题，回顾青少年期大脑研究对公共政策和青少年司法体系的影响。

根据某些标准，当个体结婚或取得经济独立（或者同时）时，他便从青少年过渡到成人。在以前的几代人中，这些事情通常伴随着大学毕业而发生。1950 年，女性的平均结婚年龄是20.3 岁，男性是 22.8 岁。图 1.3 表明这一模式随时间而发生的变化。自 20 世纪 80 年代后期以来，年轻人依然在经济上严重依赖父母，结婚也越来越晚。2015 年，女性的平均结婚年龄到了27.6 岁，男性为 29.5 岁。出现这种趋势的一个原因是，上大学的人（尤其是女性）越来越多。2014 年秋，1730 万学生进入美国的大学和学院，与 2000 年的 1320 万相比，增加了 31%（nces. ed. gov，2016）。1970 年，42.3% 的大学人口是女性，今天，女性占了大学生人数的 56.8%（nces. ed. gov，2016）。这使得个体更加依赖父母或政府贷款的支持，尤其是在大学教育费用持续稳定增长的情况下。1976～1977 学年，根据通货膨胀和美元的发展态势，一所公立大学的平均总花费是 7146 美元（包括学费、服务费、教室和住宿费），一所私立学校的平均总花费是14686 美元（包括学费、服务费、教室和住宿费）；2012～2013学年，一所公立学校和一所私立非营利学校的总花费分别是15022 美元和 39173 美元（US Department of Education，2015）。2008 年的经济危机进一步加重了青年人对父母的经济依赖，大学毕业生很难找到工作，不得不又回到家里。2011 年，佩尤研究中心对美国人口普查数据的一项分析发现，18～34 岁的成年人中，39% 的人回答说他们要么与父母住在一起，要么在最近几年的某个时候回到了父母那里。18～24 岁的人中，有 53% 说他们住在家里或暂时搬到家里（而 25～29 岁的人中，这一比例为 41%，30～34 岁的人中，这一比例为 17%），有 60% 报告他们与父母有经济上的联系（Pew Research Center，2012）。

情感和经济上的依赖无疑延缓了从青少年期向成人初期的过渡。正如我们即将在本章后面读到的，神经科学研究表明，直到二十五六岁，大脑一直在成熟。对照料者的延迟依赖是否会以及如何影响大脑发展这个主题，我们将在第 4 章讨论大脑的可塑性时再次提到。

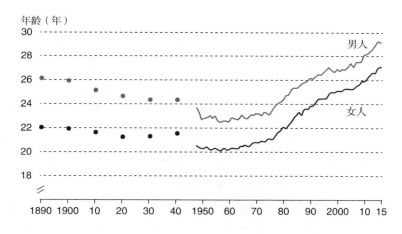

Source: U.S. Census Bureau, Decennial Censuses, 1890 to 1940, and Current Population Survey, Annual Social and Economic Supplements, 1947 to 2015.

图 1.3　美国人口普查数据显示，不同代际之间，

不管男人还是女人，第一次结婚年龄的中位数稳定升高

从依赖照料者的状态向相对独立转变的核心是探索倾向、冒险的意愿、寻求潜在伴侣和新冒险的倾向日益增强（Galván，2013b）。青少年期大脑的发展对促进这些行为至关重要。在青少年期，关系到动机行为的奖赏回路更多参与，是青少年比成人或儿童更可能冒险、喜欢冒险的一个原因。如果奖赏回路不活跃，这些区域很可能会在个体做出某种冒险之前暂停，这也会导致与冒险有关的更多选择。另外，许多社会因素会影响青少年行为的变化，包括同伴影响、风险的易接近性和人格特质，与决策有关的脑区变化也会导致更多独立的探索行为。在后面的章节，我们将更深入探究影响这些行为变化的、更多具体的大脑系统。

1.7 回顾人类大脑的发展

整本书中，我们都会讨论青少年期大脑发生的具体变化，但是我们有必要回顾关于人类大脑及其发展的基本事实。与非人类动物相比，人类大脑的发展是个长期过程。与许多其他物种相比，人类这个物种的童年期和青少年期尤其旷日持久（Thompson and Nelson，2001）。其中一个原因可能是，为了形成相对复杂的皮质层，人类大脑要经历一个更长的成熟过程。我们的大脑通过神经细胞传递信息而发挥作用，神经细胞被称为**神经元**（neurons）。与其他动物相比，人类大脑有大量的神经元。例如，蜜蜂的大脑平均有 950000 个神经元（Menzel and Giurfa，2001），而人类大脑约有 1000 亿个神经元（Shepherd，1998）！令人吃惊的是，人类的大脑还不是最大的，虎鲸的大脑才是最大的，平均5620 克，相比之下，人类的大脑约 1300～1400 克。人类大脑很多额外的神经元位于大脑皮层。如此一来，与其他动物相比，人类大脑大部分（70%）是由大脑皮层组成，老鼠的大脑只有31% 是大脑皮层。人类大脑皮层的总表面积是 2500 平方厘米（2.5 平方米），而老鼠的只有 6 平方厘米（Nieuwenhuys，

Donkelaar, and Nicholson, 1998)。

一个主流的理论认为，人类大脑发育的延伸和大脑皮质中更大数量的神经元促进了我们更高级的认知能力，提升了学习能力。大量的纵向研究通过神经成像技术来确定人类大脑的大小和体积，这些研究在整个成年早期的大脑皮层中都观察到了发展变化（e.g. Giedd et al., 2015）。当个体进入青少年期的时候，大部分基础解剖结构发展已经发生。实际上，人类大脑的大小在 5 岁以后就很稳定了（Casey, Giedd, and Thomas, 2000）。然而，青少年期和成人早期的大脑变化涉及某些区域的细微改善，这些区域对环境变化最敏感。

在整本书中我们都会看到，不同的脑区是不同认知领域内的"专家"。尽管所有的脑区协同起作用，但是前额叶皮层通常被认为是负责控制和协调的脑区，而纹状体需要负责处理奖赏和快乐。发展神经科学中的一个基本问题是，不同的脑区是如何发展出各自特异性的。如果所有脑区的功能一开始都相对泛化，那它们是如何获得专门知识的？著名发展心理学家马克·约翰逊认为答案在于"相互作用的特异性"框架（Johnson, 2011）。这一框架有两个核心观点：第一，随着不同脑区之间的相互作用和竞争，某些大脑皮质区的神经元发生变化。从这个角度看，某些大脑区域的功能在一开始很不明确、很宽泛，因此会被很多不同领域内的任务激活。随着大脑的发展，基于不同脑区之间的活动性与依赖性互动，这些脑区在对什么做出反应上变得更具有选择性。例如，某个脑区在一开始的时候可能会被视觉中的各种物体激活，但之后可能只对或主要对人脸做出反应。相互作用的特异性的第二个核心是，大脑的发展涉及区域间互动的组织模式的发展。换句话说，任何一个脑区的发展在很大程度上都依赖其周围脑区的持续发展。因此，幼儿某种新行为能力的出现将与几个区域内（网络）的活动变化有关，而不仅仅因为某个或更多额外的脑区开始活动（Johnson，2011）。

1.8 理解青少年期大脑发展的重要性

为什么科学家对研究青少年期的大脑发展感兴趣？原因之一在于，这有助于回答来自父母的疑问：为什么他们十几岁的孩子会那么做和那么说。可能更重要的是，理解青少年期生命的神经科学提供了机会来研究有趣的发展问题，这些问题是仅仅研究儿童和成人不能解答的。通过将青少年纳入神经发展研究中，科学家可以对从儿童期到青少年期再到成人期的发展变化有更好的、更深入的理解。青少年期是儿童期和成年期之间的一个重要阶段，对此阶段的研究有利于更好地理解整个大脑的变化是如何影响各种认知功能的。例如，前面提到的一项纵向研究提供了一张有趣的照片——从儿童期过渡到成人期的大脑，照片显示某些脑区并非是线性发展的。也就是说，其中的青少年期样本表明，某些脑区在整个儿童晚期都在变大，但在青少年期和成年早期却开始变小。另一项独立的研究中，索维尔及其同事（Sowell et al.，2003）发现，青少年阶段，大脑解剖结构中变化最明显的区域是那些在情感加工中起着重要作用的脑区。这些发现为接下来 fMRI 研究奖赏和情绪系统提供了一个重要的出发点。

一些已经发表的纵向 fMRI 研究报告了关于青少年期大脑如何加工信息的一些有趣变化（Braams，van Duijvenvoorde，Peper，and Crone，2015；Koolschijn，Schel，de Rooij，Rombouts，and Crone，2011；Pfeifer et al.，2011）。一项包含了 8～27 岁的

参与者、为期 3 年的纵向研究发现，儿童和青少年的任务成绩与随时间而变化的大脑激活联系更密切，而与年龄变化联系不密切（Koolschijn et al.，2011）。另一项纵向研究报告说，青少年期是大脑对面部表情刺激做出反应的一个重要发展阶段（Pfeifer et al.，2011）。这项研究发现，从儿童晚期（10 岁）到青少年期（13 岁），奖赏区域的激活会有明显变化，自我报告的同伴影响的可能性降低，从而与之有关的激活增加（Pfeifer et al.，2011）。

　　第二，理解发育与神经发展之间关系的唯一方式便是研究青少年。在第 2 章中我们将了解到，在所有物种中，发育都是非常重要的事件，伴随着青少年期开始。在青春发育过程中，身体、心理和激素发生变化，进而对当时以及未来的行为和健康产生一系列影响。对于动物中青少年期激素对大脑发展的影响我们了解很多，但对人类却知之甚少。

　　第三，青少年期是个体探索自我同一性、建立亲密关系、社会角色发生变化的一个阶段，青少年是一个好的样本群体，我们可以通过他们澄清社会情绪发展与大脑发展之间复杂的关系。以青少年为被试的研究考察了大脑社会信息加工的变化如何推动了从依赖到自主的发展。

　　第四，青少年期成为发展的一个标志期，还因为从青少年期开始流行的精神疾病。因此，对青少年进行大脑成像研究是很重要的，通过研究可以解答一个重要的问题：为什么青少年期会出现精神疾病的增加（Paus，Keshavan，and Giedd，2008）。通过整合证据发现，那些负责情绪或情感类信息加工的脑区以及负责行为管理的脑区的变化与这一现象有关。更好地理解正常和临床人口大脑的发展，可以为治疗或预防提供机会。

1.9 动物模型的重要性

本书的目标是让你了解青少年期的大脑发展。然而，你会发现我们回顾的某些研究是基于动物的发展模型。显然，人类和非人类动物在很多方面都不同。但是许多指导原则和许多有关人类大脑发展的知识是通过研究其他物种得出的。实际上，大量关于大脑发展的假设和理论一开始都受到动物模型的启发。

动物模型之所以有用是基于以下几个原因：第一，出于伦理或实践的可行性考虑，有些研究我们无法在人类中开展，但是可以在动物中进行。因为动物的寿命通常较短，研究者可用几个月的时间开展纵向研究澄清某个发展问题，而如果在人类中开展同类实验，则可能需要花费很多年的时间。第二，我们与非人灵长类动物和啮齿动物共享了一些相同的基因，我们通常用这些物种来研究基本认知。这是非常重要的，因为它给科学家提供了机会研究某些特定的基因组是否在他们感兴趣的认知中起作用。第三，发展认知神经科学家非常感兴趣的问题是经验在大脑发展中的作用，他们可以非常容易地从动物身上得到答案。在动物中，我们可以操控或改变个体的经验或环境，但是我们却不能对人类个体这样做。我们可以提出诸如此类的问题：匮乏（或丰富）的照料对大脑发展和行为有什么样的影响？如果在人类中，我们必须依赖自然个案，这就限制了样本的数量和特异性，但是在动物中，我们却可以控制这些因素。

当然，动物模型并不完美。例如，与发展中的人类个体相比，发展中的啮齿类动物是非常不同的。此外，我们很难确定适宜的年龄比较。老鼠的"少年期"可以直接与人类的青少年期相匹配吗？避免这个问题的一个方法是考虑在某个特定的发展期，发展的生态位或有机体的需要。在两个物种中，性成熟会导致一系列的活动，包括冒险行为的增加、新奇探索和同伴归属的增加，所有这些都是服务于让个体变得更自信，独立于照料者。尽管如此，动物模型对于研究人类大脑发展而言依然具有非常高的价值，在整本书中，你都会了解到它们。

本章小结

- 领导人和健康倡导者越来越关注青少年期的问题。
- 青少年期是从儿童期到成人期之间的过渡期，主要是指 10 ～ 25 岁的个体。
- 从历史上来看，人们通常用激素和发育来解释青少年的行为，但是神经成像技术的出现挑战了这一观点。
- 青少年期的典型行为，包括情绪化的反应、冒险倾向，在不同文化和不同物种中具有相似性。
- 青少年期理论框架的焦点既有生物性视角，又有社会性视角。
- 对个体而言，青少年期的作用在于独立于成人照料者。
- 大脑的成熟建立在正常的生理变化和与环境互动的基础上。

问题回顾

1. 青少年期大脑发展的理论主要有哪些？
2. 从整个历史来看，人们对青少年期的社会认知发生了怎样的变化？
3. 大脑的发展在促进青少年独立上发挥了什么作用？
4. 相对于非人类动物，人类所拥有的更大的皮质层有什么样的作用？

延伸阅读

Casey，B．J．（2015）．Beyond simple models of self－control to circuit－based accounts of adolescent behavior. *Annual Review of Psychology*，66，295－319.

Johnson，M．H．（2011）．Interactive specialization：a domain－general framework for human functional brain development? *Developmental Cognitive Neuroscience*，1，7－21.

Paus，T．（2013）．How environment and genes shape the adolescent brain. *Hormones and Behavior*，64，195－202.

Spear，L．P．（2013）．Adolescent neurodevelopment. *Journal of Adolescent Health*，52，S7－S13.

第 2 章　青春期

学习目标

- 了解青春期的激素变化。
- 描述影响青春期开始的因素。
- 描述青春期的身体变化。
- 概括青春期变化的性别差异。
- 描述青春期对大脑发展的影响。
- 回顾青春期对心理的影响。

2.1　引言

　　人类这一物种得以幸存依赖于发生在青少年早期的一个重要事件：发育。发育是一系列激素变化的结果，处于青少年早期的个体会经历身体和神经内分泌的变化，这些变化都是性成熟所需要的。大多数人都会记得青少年早期的一些令其印象深刻的身体变化：生长突增，男孩面部胡须的生长，或者是令人生厌的粉刺。所有这些变化都源于大脑青春期激素的释放。一本关于青春期大脑的书，如果没有介绍青春期的章节，那是不完整的。青春期是如此重要的角色，我们将在后面章节中了解到青少年在认知、情绪加工中的具体变化，也都直接或间接与发育有关，通过青春期激素的增加和青春期典型的身体变化。本章中，我们将介绍由青春期蜕变开始并持续的身体和激素最重要的变化。

青春期有三个特征：（1）它由激素控制和维持；（2）身高、体重和外形会发生变化；（3）伴随行为和情感的变化。就青春期而言，最有趣的是，尽管身体变化通常对应一个具体的时间点，但实际上青春期是一个长期过程，受到多种因素的影响，包括生命更早期的一些因素。即使是在婴儿身上观察到的一些特征也与青少年期的性成熟有关。实际上，性成熟只是育龄的一个方面，而不是唯一事件，它还强烈地受到社会文化和环境因素的影响。

花一点时间想想关于性成熟你知道些什么。大多数人将性成熟与女孩的第一次月经和男孩的胡子联系起来；尽管这些都是性成熟的重要特征，但是性成熟远比这些要复杂和有趣得多。

你知道女孩的第一次月经发生在她性发育的晚期吗？你知道一代一代以来，性成熟出现得越来越早了吗？在本章中我们会回顾性成熟的基本特征，包括身体生长的突增。在性成熟之初激素的作用很重要，我们将了解人类内部性成熟时间的不同，讨论性成熟对心理社会行为的意义。专栏 2.1 讨论了性成熟与青春期的不同。

专栏 2.1　青春期与青少年期是一样的吗？

青春期和青少年期的开始基本上发生在同一时间，都是在儿童晚期。然而，青少年期与性成熟并不同。青春期是一个长期过程，主要是生理、身体和激素的变化，开始具备繁殖能力和性成熟。青少年期，除了生理成熟，还涉及这段时间内的行为变化、情绪的波动和自我意识的出现。依据青少年期普遍存在的与父母的冲突、情绪低落和危险行为，霍尔称这个阶段是"暴风骤雨"的阶段（Hall，1904）。学者们宽泛地将青少年期定义为儿童期和成人期之间的过渡阶段（Dahl，2004；Steinberg，2008），通常始于青春期开始，终于个体脱离照料者获得独立。

2.2　青春期的激素

激素是身体内的化学信使，它们由内分泌系统所分泌，进入体内循环的血液中激活特定的细胞。尽管存在很多不同类型的激素，但是本书将只聚焦那些与有性生殖有关的激素：雄激素，男性性激素的主要类型；雌激素，女性性激素的主要类型。**睾丸素**（testosterone），是由男性睾丸分泌的，是一种在男性青春期发展中起重要作用的雄性激素。随着男孩开始经历青春期，他们释放越来越多的睾丸素，这个过程促进了我们在青春期男孩身上观察到的身体变化，包括外生殖器的发育，身高的增长，嗓音的变化。**雌激素**（estradiol）是由女性卵巢分泌的，是女孩身上的等价激素，主要负责女性的青春期发育，包括乳房发育、阴毛生长和第一次月经出现。尽管这些激素在某一性别身上更为普遍（比如，男性的睾丸素水平高于女性），但是两种性别的个体都会产生两类激素。实际上，每个人身上的这些激素都存在很大的变异性。有的男性的睾丸素水平很高，有的男性相对较低。女性的睾丸素水平也存在很大变异。

2.3 神经内分泌系统

大脑释放青春期的激素。大脑通过激活**下丘脑—垂体—性腺轴**（hypothalamus – pituitary – gonadal，HPG），向性腺传递青春期开始的信息。大脑中有一个特殊的区域——**下丘脑**（hypothalamus），它在青春期发展中起着重要作用。一般来说，下丘脑主要负责监控人类的基本需求，比如饮食、喝酒和性。在青春期伊始，下丘脑通过**神经元**发挥特殊作用，支配垂体腺（pituitary gland）。正如图 2.1 所示，这些区域彼此相邻，使得它们之间很容易就能相互传递信息。垂体腺产生促性腺素，这是刺激性腺释放性激素所必需的。性腺所释放性激素的水平受到垂体腺分泌的两种激素的调节，这两种激素是**促卵泡激素**（follicle – stimulating hormone，FSH）和**促黄体激素**（luteinizing hormone，LH）。促卵泡激素刺激男性精子的产生和女性卵泡的发育。促黄体激素调节男性睾丸素的产生和女性雌激素分泌以及卵细胞的发育。

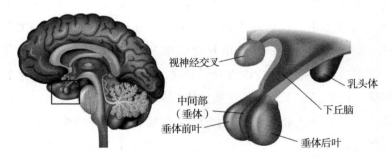

图 2.1 下丘脑调节性腺释放的激素

垂体腺分泌的促卵泡激素和促黄体激素的数量很重要，因为分泌太多或太少都可能会影响到主要性征（比如生殖器）的发展和第二性征（比如，胡子和乳房的发育）。内分泌系统如何能知道要释放多少激素呢？

想象内分泌系统就像一个恒温器。如果一个方面变得太冷，恒温器就会提示打开火炉。最终，房间变暖，这又导致恒温器关闭火炉。过段时间，房间里的温度可能又开始下降直到恒温器再次提示打开火炉。这样一种循环就被称作负反馈环，当温度上升时会关闭火炉，当温度下降时又打开火炉。内分泌系统以一种类似于"需求评定"的方式工作：当促卵泡激素和促黄体激素的水平下降到某个特定的点时，它接受来自促性腺素释放激素的神经元的指导，提高它们的水平——当达到某个特定点时，分泌停止，以防止性腺分泌的激素过多。这一灵活性使得每个人的激素水平都可以量身定制，因为每个人所需的激素水平是不同的。每个人的需求是基于他自己的基因构成，并且受到环境因素或身体内部其他条件的影响。

你现在可能正在想，很难记住所有这些词汇和按顺序发生的过程。这个过程确实很复杂！但是与其聚焦在这些词汇上，不如花点时间来理解内分泌系统是如何妥善调节和进行筹划的。

青春期不是随机的：它会伴随特定的事件，涉及每个个体相同的神经区域和激素。它通常始于青少年早期，而不是发生在学步期或少年晚期。这也就是说，通过进化，所有物种已经确定了其成员达到性成熟的最佳发展时间。

青春期的两个不同阶段是身体内性腺和其他腺体交互作用的结果。性腺与甲状腺（位于脖子的位置）、肾上腺（位于肾上部）交互作用，激发了其他的青春期变化。他们共同构成了内分泌系统，见图 2.2。**肾上腺功能初现**（adrenarche）是青春期的早期性成熟阶段，它开始的比较早，大概在 6～8 岁。图 2.3（from

Dorn et al.，2006）很好地描述了每个阶段发生的时间线。在肾上腺功能初现阶段，肾上腺分泌分泌肾上腺雄激素，比如脱氢表雄酮和脱氢表雄酮硫酸盐。这些激素的分泌导致雄激素效应，包括阴毛的出现和因汗液成分变化而出现的体味。它似乎对皮肤油脂的变化也有重要影响，导致出现粉刺。

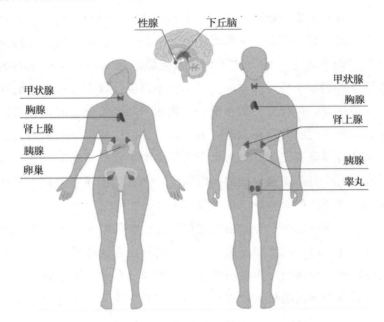

图 2.2　内分泌系统

内分泌系统包括大脑中的下丘脑和性腺，内分泌系统释放在身体其他腺体和器官传递的激素，这些腺体和器官包括甲状腺、胸腺、肾上腺、胰腺、卵巢（女性）和睾丸（男性）。

　　性腺功能初现（gonadarche）比肾上腺功能初现要晚一些，通常在 8～10 岁（见图 2.3），但是具体始于何时，每个个体之间的差异很大。这可能是公认的青春期，因为它涉及可观察的性

征的成熟。性腺功能初现包括**月经初潮**（menarche）和**首次遗精**
（spermarche）。第一次月经出现在性腺功能初现的中后期，首次
遗精是男孩第一次射精，发生在性腺功能初现的早期到中期。

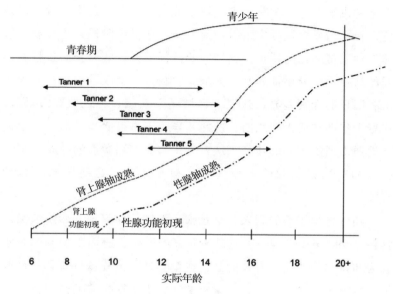

图 2.3　青春期的不同阶段

青春期的不同阶段（Tanner 1 至 Tanner 5）发生在宽泛的年龄跨度内，与
一些重要的里程碑事件相互影响，包括肾上腺功能初现和性腺功能初现，
对不同个体而言，不同阶段出现的年龄也有所不同。

2.4　是什么引起了青春期?

　　跟我们通常认为的不同，青春期不是单一的事件，它实际上
是一个长期过程，涉及一系列相关又独立的神经元和激素变化。
其中某些变化非常明显，比如第一次月经或男孩变音，但是其他

一些变化，比如身高的增加或身体毛发的生长，则是逐渐发生的，直到它们完成发育之后才凸显出来。然而下丘脑—垂体—性腺轴却是在青春期伊始最活跃，它身兼多职，实际上，它在生命更早期也很活跃，早在青少年期之前。事实上，它扮演着组织角色，在胚胎发育过程中组织产前大脑。在组织阶段，下丘脑—垂体—性腺帮助创建特定大脑结构的性别差异。性激素通过稍有不同的路径来引导男性和女性大脑。大脑有三个区域在结构和大小上有明显的性别差异，这三个区域是下丘脑、杏仁核和海马区。在青少年期和成人期之前，这些差异并不是很明显，但是从孕期开始便出现了不同的路径。从青少年和成人期激素的释放（下丘脑）和对社会刺激的兴趣（杏仁核）来看，这些区域与繁殖有关。

随着青少年期的到来，下丘脑—垂体—性腺轴开始扮演**激活角色**（activational role），它刺激激素的变化，进而影响到青少年行为和认知的变化。有趣的是，在童年期，下丘脑—垂体—性腺轴一直处于蛰伏状态，它在童年期和青少年期扮演的组织角色和激活角色是各自独立的。图 2.4 中，你可以看到整个发展过程中激素的波动模式。在产前发育中增加的激素，在早期产后发展阶段和儿童期会减少。而在青少年期会出现急剧增加，进入成年期后会再度减少。这也就是说，下丘脑—垂体—性腺轴及其产生的激素，在整个童年会有很长一段休息期，不会对童年期的身体机构、大脑发育或行为产生太多影响。所以个体进去青少年期后，到底是什么再次"唤醒"了下丘脑—垂体—性腺轴？

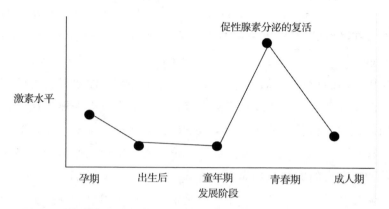

图 2.4　整个发展过程中，促性腺素释放的激素（GnRH）的波动

从孕期开始促性腺素就开始释放激素，在童年相对不活跃，进入青春期后激增，整个青少年期都在增加，进入成人期开始下降。

令人吃惊的是，科学家没有找到这个问题的答案！对人类和动物进行的几十年的研究，并没有确认激素、事件、年龄或环境经历这些因素中的某一种诱发了青春期。相反，所有这些因素共同表明有机体足够健康、足够成熟，足以进行性繁殖。这些因素被称为"许可信号"，因为他们许可（或不再抑制）青春期开始（Sisk & Foster，2004）。这些信号包括褪黑激素、体脂、肥胖激素水平的变化，所有这些都与体重和能量平衡有关。我们认为个体在他有这样做的精力和生理能力之前不会经历青春期。弗里希和雷维尔（Frisch & Revelle，1970）提出，在正常的月经周期确定过程中，体脂可能起着重要作用。为什么会这样呢？请思考一下性成熟的一些潜在结果：怀孕，照料后代，捍卫领土或配偶。所有这些活动都需要大量能量，如此一来，推迟青春期直到有机体达到能量平衡就可能是一种天生的设置，这样才不会将个体置于一种有风险的境地让其去承担与性成熟相关的潜在后果。

　　数十年来的研究已经得出结论，有机体的代谢状况和储存的能量在其性成熟时间的调节上起着重要作用（Fernandez－Fernandez et al.，2006；Martos－Moreno，Chowen，and Argente，2010）。这具有很好的生物学意义，尤其是对女性而言。生殖能力涉及怀孕和母乳的潜在代谢引流，这种能力只有在能量储存达到阈值和最佳代谢状态下才能获得（Sanchez－Garrido and Tena－Sempere，2013）。在男性身上，我们也能发现代谢信号对性成熟和生育力的影响（Castellano et al.，2009）。对他们而言，繁殖对能量的需求并不是很明显，但是很可能也是需要的（例如，捍卫领土和选择伴侣）（Elias，2012）。

2.5　时机就是一切

　　在确定青春青春期始于何时上存在一个问题，即每个个体青春期的开始时间非常不同。尽管每个人的性成熟大概都是始于青少年期，但是每个人的时机又有些微不同。这一点可以通过图2.5看出，这是一群7年级的孩子，他们的年龄都差不多，但是在青春期和身体发育上却表现了巨大差异。因为影响每个个体性成熟的因素有很多，所以并没有一个所有人都经历青春期的统一年龄。在动作发展上也存在类似的变异，大多数婴儿在18个月的时候开始走路，但有些婴儿会走得较早，而另一些婴儿却走得较晚。无所谓好坏，只是不同而已。青春期开始的时间有一个区间，大多数个体的成熟都发生在9～16岁（Nottelmann et al.，1987）。性成熟的过渡，女孩一般持续1.5～6年，男孩持续2～5年。这是一个相当漫长的时间，尤其是从与其他物种的对比来看，它们持续的时间从几周（老鼠）到几个月（非人灵长类动物）不等。人类的青春过渡期之所以这么长，可能是由于人类青少年成长的环境更复杂。

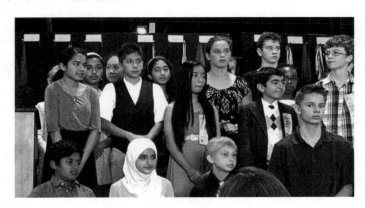

图 2.5 一群青少年早期的孩子

尽管他们都上 7 年级，年龄也差不多，但是他们在成熟程度上存在很大差异，某些个体比其他个体身体发育迅速，在性方面也更成熟。

2.5.1 遗传因素

青春期的时间受到遗传因素的重要影响，其遗传率为 49% ~ 82%（Anderson, Dallal, and Must, 2003; Morris, Jones, Schoemaker, Ashworth, and Swerdlow, 2011）。一个女孩经历第一次月经的年龄基本上与其母亲或姐妹相同。同卵双胞胎具有完全相同的基因，其青春期基本上是同时。然而，究竟是哪些基因调节青春发育至今仍是个谜，科学家们一直在努力揭开这个谜。研究确实表明，编码 Kisspeptin 蛋白质的基因，即 *Kiss1* gene，通过调节促性腺激素释放激素的功能参与到对青春期的控制中（Tolson and Chappell, 2012）。来自动物实验的证据表明，青春期期间，位于下丘脑的 *Kiss*1 系统经历了广泛的、复杂的激活，而这对于青春期适当的发育时机来说是很重要的（Sanchez – Garrido and Tena – Sempere，2013）。这类证据还包括青春期青春期间 *Kiss1* 基因表达的增加（Navarro et al.，2014），青春期早期 Kisspeptin 神经元数量的剧增，以及 Kisspeptin 过度表达导致早熟（Teles，Silveira，Tussel，and Latronico，2011）。同时，Kisspeptin 系统的表达似乎使得大脑（和身体）做好了进入青春期的准备。

2.5.2 心理社会因素

随着时代发展，人们越来越早地进入青春期。尽管在过去的 70 年里，女性经历初潮的平均年龄并没有太大变化，但是人们开始进入青春期的最低年龄却是一代比一代更早。在过去的 150 年里，从工业化的美国和欧洲国家来看，每十年，这个最低年龄就会普遍降低 1～4 个月（Demerath et al.，2004）。自 20 世纪 90 年代以来，在美国，女孩的乳房发育年龄越来越早（Anderson et al.，2003；Morris et al.，2011）。在其他国家，包括中国、印度、英国和日本，也发现了月经初潮越来越早的趋势。

科学家们推测这一趋势源于我们饮食的重大变化，我们的饮食从贫乏到富含热量和脂肪：青春期发育时间的趋势与肥胖率的增加和过高的身体质量指数（BMI）并行。BMI 是基于身高和体重的身体脂肪的测量。至少有一项研究报告称，BMI 与青春期发育开始的年龄相关，因此肥胖或超重的男孩和女孩会较早进入青春期（De Leonibus et al.，2014）。另一项研究发现，饮食质量确实与较早的青春期发育有关（Cheng et al.，2010）。最近对一个大型数据集的分析发现，无论是哪个种族，BMI 处于正常范围内的儿童很少会在 8 岁之前出现乳房或阴毛的发育（3.2% 和 0.6%），而超重和肥胖的女孩则会较早出现乳房隆起、阴毛发育和月经初潮（Rosenfield，Lipton，and Drum，2009）。

关于体重与青春期发育时间的理论至今仍存在争议，但是当它们第一次被提出时，是非常具有开创性的。1994 年，研究者（Zhang et al.，1994）发现了肥胖荷尔蒙，从而提供了一种候选激素，将体内脂肪与青春期发育相关的内分泌变化联系起来。

肥胖荷尔蒙是一种有助于抑制饥饿的激素。关于 8 岁儿童的一项早期纵向研究表明，在青春期开始之前，肥胖荷尔蒙的水平会达到一个小峰值（Mantzoros，Flier，and Rogol，1997）。因为样本量很小，所以一些科学家很难相信这一结果是可靠的，但后续更大型的研究证实了这项最初的研究。这些较大型的研究报告表明，在青春期之前，肥胖荷尔蒙的水平确实会缓慢而稳定地增长（Ahmed et al.，1999）。已有研究报告了肥胖荷尔蒙的性别差异：对女孩而言，青春期开始后肥胖荷尔蒙可能会继续增加，而对于男孩，肥胖荷尔蒙则会急剧下降（Ahmed et al.，1999）。另一项将肥胖荷尔蒙跟青春期联系起来的证据是，因为临床或其他原因而缺少肥胖荷尔蒙的儿童不会进入青春期，直到人为地将肥胖荷尔蒙植入其体内（Farooqi，2002）。这些以及其他研究表明，肥胖荷尔蒙是青春期发育所必需的，它可能对青春期发育的节奏有重要影响，但并不是开启青春期的充分条件（Roa et al.，2010；Sanchez－Garrido and Tena－Sempere，2013）。现在，研究者认为肥胖荷尔蒙在青春期到来时间上所起的作用更可能是应允，而不是启动。

2.5.3　种族差异

20 世纪 90 年代末，一项具有重大影响的横向研究指出，相对于先前的研究发现，美国女孩的青春期开始时间更早了（Her-

man – Giddens et al. , 1997)。研究还揭示了青春期发育的种族差异。1966—1970 年间的美国，白人女孩初潮的平均年龄是 12.8 岁，而非裔美国女孩初潮的平均年龄则是 12.5 岁 (Harlan，Harlan，and Grillo，1980)。赫尔曼 – 吉登斯及其合作者 (Harlan – Giddens，1997) 发现白人女孩初潮的平均年龄是 12.88 岁，而非裔美国女孩是 12.16 岁。类似的，吴、门德罗和巴克 (Wu，Mendola and Buck，2002) 报告白人女孩初潮的平均年龄是 12.7 岁，而非裔美国女孩则是 12.1 岁，墨西哥裔女孩是 12.2 岁，其他国家的调查数据表明，少数种族群体的女孩经历月经初潮的时间更早，而且相比非少数种族女孩，其后的每一代都会出现更大的变化率。

一项独立的研究发现，正常体重的儿童很少在 8 岁之前出现乳房发育 (3.2%)，与白人女孩相比，有更多体重正常的非裔美国女孩和拉丁女孩在 8 岁时乳房已经发育 (分别是 1.3% 对 12.1% 和 19.2%) (Rosenfield et al. , 2009)。非裔美国女孩的肥胖荷尔蒙水平更高，即使是调整了脂肪量和青春期发育成熟 (Wong et al. , 1998)，这可能提供了一个与青春期开始时间的种族差异有关的因素。现有的研究表明，一般而言，非裔美国女孩是最早经历月经初潮的，之后拉丁女孩，再之后是白人女孩 (Chumlea et al. , 2003)。此外，对于那些最早进入青春期的女孩，种族差异是最明显的 (Wu et al. , 2002)，而且，在过去的半个世纪里，种族差异似乎是在扩大 (Freedman et al. , 2002)。

关于男孩青春期开始时间的研究很少。一项大型的全国调查研究报告，非裔美国男孩的阴毛发育比白人男孩早约 9 个月，比拉丁裔男孩早 1 年多，这与之前的数据一致 (Harlan – Giddens，Wang，and Koch，2001)。更近期的一项全国性研究发现，在生殖器和阴毛发育的任何年龄段，非裔美国男孩的比例都要高于白人男孩和拉丁裔男孩，而白人男孩和拉丁裔男孩之间没有差异（Herman – Giddens et al.，2012）。

这些种族差异非常令人感兴趣。研究者已经提出了几个解释它们的理论：基因差异，饮食和活动差异，代际变化，养育环境和资源的变异性，但这些都只是假说。所有这些因素都有可能会影响青春期到来时间和节奏的种族差异，但很重要的一点是，我们要考虑到方法论的问题：对第二性征的初始测量是在一个相对同质的青年群体中进行的，而这是之后所有测量的基础，因此，青春期发育越来越早的代际"趋势"很可能是现在样本中的青年群体日益多样化的反映。此外，如何测量青春期一直是发展心理学家和儿科专家讨论的问题，这对青春期阶段而言无疑也是有意义的（专栏2.2）。

专栏 2.2　青春期发育的测量

你可能会奇怪，为什么关于大脑发育与青春期发育之间关系的研究如此至少。显然不是因为研究者缺乏兴趣！很多研究者都对青春期激素的激增和性成熟的心理社会结果如何影响大脑变化（或者是被影响）充满好奇。深入了解这一关系的主要障碍是方法上的限制。测量青春期是非常有挑战性的，充其量只是一门不精确的科学。有研究者（见 Dorn et al.，2006）曾经详细描述过这些挑战，所以我们这里只对此做简单介绍。首先，对青春期发育的精确测量需要合格的临床医生进行体检。这就会涉及个人隐私、便利性和成本问题。对大多数调查者来说，实施体检是非常不方便的，因为体检需要预约临床医生的时间、给予医生报酬、提供设备和私人房间，也会给参与者造成额外负担。其中一些调查者所采用的捷径是根据彼得森发展量表（PDS）来测量用唐纳期（Tanner staging）指标所表示的青春期成熟（PDS；Petersen，Crocket，Richards，and Boxer，1988）。PDS 是一个简短的问卷，让参与者自己回答自身毛发发育、皮肤变化和具体的性方面的发育（比如女孩的月经初潮和乳房发育，男孩的生殖器发育和胡子）。不幸的是，这个年龄段的青少年对这些变量的评估是出了名的不准确。实际上，这一结果与临床医生评估（比如临床医生进行的体检）的唐纳期之间的相关很低：一项研究报告，在青少年早期的女孩中，两者之间的相关在 0.61～0.67 之间（Brooks – Gunn，Warren，Rosso，and Gargiulo，1987）。

激素化验通常是另一个被用来度量青春期发育的标准。正如本章已经提到过的，某些研究者评估睾丸素或雌激素，以及其他一些性激素的水平，通过它们来确定某种具体激素的高含量是否与研究者感兴趣的行为变化或大脑发育有关。这已经给人们带来令人期待的结果，但我们依然不清楚这些激素水平如何与唐纳期相关：处于青春期发育的某个具体阶段的青少年，其激素水平是否有一个正常的范围值？种族、社会经济地位或养育环境不同，激素水平可能也会不同？如果是这样，通过激素化验来解释研究结果可能就会受到挑战。此外，激素化验也面临运筹方面的挑战，包括高成本、被试负担以及因为时间和生理周期带来的不稳定性（Blakemore，

Burnett, and Dahl, 2010)。

　　幸运的是，科学家们对于揭示大脑发育与青春期成熟之间关系的兴趣越来越浓厚，这就鼓励他们创造性地思考如何测量这一关系。随着我们对人类身体和激素变化与青春期关系了解的日益深入，我们将能够更好地测量这些变量。

2.5.4　早熟和晚熟

2.5.4.1　早熟

　　环境的变异与青春期到来的时间相关联。有些发现令研究者感到很惊讶，因为环境"加速"或推迟青春期到来的确切机制尚不清楚。例如，家庭构成会对青春期到来时间有重要影响。生活在父亲缺失家庭中的女孩（Ellis, 2004），或者是童年期遭受身体或性虐待的女孩通常更早进入青春期（Mendle, Leve, Van Ryzin, Natsuaki, and Ge, 2011）。对这些发现的一个解释是，这些环境中的女孩比其他女孩经历了更多压力。压力导致皮质醇的释放和下丘脑—垂体—性腺轴的激活，从而影响所有的激素分泌。另一种说法是基于生命史理论，这个理论假定繁殖准备就绪的时间（比如性成熟）与环境密切相关，这样才能使繁殖成功的概率最优化（Belsky, Steinberg, and Draper, 1991）。基本原理如下：被养育在有害或者是不可预测（例如，不确定的资源、高死亡率、父亲缺失）环境中的个体很可能会通过加速性成熟、在相对较早的年龄开始性活动和繁殖来增加他们的繁殖成功。在这种情境下缩短繁殖时间表使得至少有一个可以存活和繁衍下来的后代的可能性有所增加（Ellis, 2013）。相比之下，生长在相对稳定和支持性环境中的个体会通过正常成熟或延迟成熟（都在生理上可接受的范围内）来增加他们的繁殖成功，是为了获得发展延长期的益处（Ellis，2004）。在这样的环境下，推迟繁殖会让个体获得社会竞争性的技能和成功择偶需要的资源，以及之后对后代的高质量养育投资（Ellis，2013）。

2.5.4.2 晚熟

分别在 13 岁和 14 岁的时候，大多数女孩和男孩（约 95%）的青春期已经开始了。然而，仍有一些青少年并没有表现出任何身体变化的迹象，即使他们已经过了青春期的正常年龄范围。这种情况被称作晚熟。其典型特征是没有在特定的年龄发展出第二性征，通常是偏离总体平均值两个标准差。对于一个女孩，如果她 12～13 岁时乳房还没有发育，14 岁时还没有长阴毛，16 岁时还没有经历月经初潮，或者是乳房开始发育和月经初潮之间的时间间隔超过 5 年，那么我们就可以断定她是青春期延迟。对于一个男孩，如果他在 14 岁时睾丸还没有扩张，15 岁时还没有长阴毛，或者是完成生殖器发育的时间超过 5 年，那我们就可以说他是青春期延迟。

青春期延迟到来的原因有几个。通常，青春期延迟的青少年可能仅仅是延续了家族模式，可以追溯到青春期到来时间的遗传基础，这种现象被称为**原发性青春期延迟**（constitutional delay of puberty，CDP）（或者更通俗地说法是"成熟晚的人"）。

在其他情况下，青春期延迟是因为饮食和身体活动。身体活动多的女孩（参加体育队、舞蹈队或其他高强度的活动）可能会出现青春期延迟，因为她们能量消耗过度了。女孩的身体在进入青春期或第一次月经来之前，需要存储一定量的脂肪。也正因为如此，相比同龄人，那些有节食障碍的女孩，比如神经性厌食症，也会出现明显的性成熟推迟。除了相对较低的身体脂肪含量，厌食症还与促性腺激素分泌不足有关，激素水平异常会延迟或妨碍青春期的到来（Warren and Vu，2003）。神经性厌食症个体和暴食症（一种以贪吃为特征的饮食障碍，会伴随呕吐或迅速排泄）个体会出现雄性激素（DHEA 和 DHEAS）水平升高（Monteleone et al.，2001）和促黄体激素、促卵泡激素和雌激素水平的下降（Devlin et al.，1989），这些都是第一和第二性征正常发育所需要的。激素水平的这些变化导致了非典型的青春期发育时机。

青春期发育延迟也可能是由医疗原因引起的。这包括慢性疾病，比如肾病、重度哮喘、纤维囊肿、类风湿性关节炎、腹泻症或甲状腺功能减退。脑垂体的促性腺激素（FSH 和 LH）分泌不足或者是类固醇激素（雌激素和睾丸素）分泌不足也会导致青春期延迟，患有唐纳综合征（这是一种先天性疾病，这类女性通常只有一条 X 性染色体）的女孩便是如此。在这些情况下，内分泌专家通常会开出激素类处方药（逐渐增加女孩的雌激素剂量和男孩的雄激素剂量）。

2.6　青春期对行为的影响

青春期发育对青少年的行为有重要的意义。父母、教育者和政策制定者都意识到了伴随性成熟而来的情绪和行为变化。在青春期，尽管所有的个体似乎都会经历至少某些行为变化，但只有少数人的变化比较突出。早熟与许多不好的心理学社会结果和健康损害行为有关（Blumenthal et al.，2011）。尤其对女孩来说，过早的身体发育和相对缓慢的心理社会性成熟可能会导致麻烦。

与晚熟女孩相比，早熟女孩更可能会吸烟、饮酒，出现饮食障碍和抑郁症状，有较低的自尊，性乱交，经历与父母的冲突，结交比自己年长的朋友（Waylen and Wolke，2004）。她们也更可能早恋、更可能早婚，也更可能读不完高中。

激素应该为这些消极后果负责任吗？这似乎是一个争议性的话题，性激素的增加应该会影响这些行为，但是研究发现事实要更复杂。研究表明，激素并非是直接原因，早熟女孩的外貌与这些结果有更直接的相关。早熟女孩非常清楚自己的外貌，也清楚自己和他人的社会关系，因为身体的变化使得他人对早熟女孩的反应、期待和对待，就像对年长女孩那样。她们可能在某个时刻做出年长个体的行为，但是并不能从认知上意识到其行为的后果。这种不协调很可能是导致低自我价值感、低自尊和同伴冲突的原因。

早熟与青少年期男孩和女孩的很多精神病理学症状有关。对男孩来说，早熟与青少年早期和中期的内化和外化症状的频繁出现有很大关联。内化症状包括抑郁、焦虑、害怕、自我伤害和社会退缩，而外化症状可能包括攻击性、勃然大怒、违反法律或多动。早熟对女孩的影响似乎更大：早熟与更高的抑郁症发病率、物质使用障碍、饮食障碍和破坏性行为障碍有关（Graber，2013）。早熟个体的性行为也会提前；这些女孩通常会过早地经历第一次性交、第一次怀孕和生第一个孩子（Ellis，2004）。尽管关于这些只有少量的追踪研究，依然有一些证据表明青少年早熟带来的问题会持续到青年早期甚至更久（Graber，Seeley，Brooks–Gunn，and Lewinsohn，2004）。

晚熟的男孩和女孩与早熟的同龄人有很大不同。与同伴相比，晚熟女孩有更好的心理社会性发展、更成功的学业和其他结果（Graber，Nichols，and Brooks‑Gunn，2010）。然而，男孩通常会表现出更多抑郁症状和外化问题（Dusky v. U. S.，362 U. S. 402，1960；Negriff，Susman，and Trickett，2011），以及物质滥用和破坏性行为（Graber et al.，2004）。

关于青春期发育时间与消极行为结果之间的关系，有两个著名的假设。**提前到来或发展就绪**（the early timing or developmental readiness）假设预测，比同伴早进入青春期的个体还没有准备好面对青少年期突如其来的情绪和突然增加的驱力。**发育停止或成熟异常假说**（the off‑time or maturational deviance）提出，与同伴相比，那些发育过早或过晚的青少年会经历心理困扰，表现出行为问题。

成熟加压假说（maturational compression hypothesis）被用来解释青春期节奏与心理社会和行为问题的关系（Mendle，Harden，Brooks‑Gunn，and Graber，2010）。这一假说预测，提前进入青春期的早熟的人很快会出现心理问题，因为他们没有时间来适应他们所经历的生理和社会变化。

另一种可能性是，伴随青春期而来的情绪活动的汹涌超出了青少年的认知能力。在后面的章节中我们会了解到，负责行为管理和自我控制的脑区的发展落后于负责情绪加工的脑区。如此一来，早熟的人可能会面临挑战，必须去管理与青春期到来有关的强烈情绪，因为在情绪管理中扮演重要角色的脑区通常会延迟发育。

2.7 "你已经长这么高了!"

当你还是个少年的时候，你可能会经常听到这样的话："你已经长这么高了!"这很有可能是因为成人不知道该跟一个少年聊什么，但他们是对的，你确实是长高了这么多。繁殖成功所需要的不仅仅是个体的激素达到一定水平，而且身体上也要准备好；因此，随着个体达到性成熟，他们在性激素水平升高的同时，会有大量身体和生理变化。实际上，在人的一生中，没有哪个时间段的身高和体重增加会超过青少年期（当然除了学步期）。这一快速的增长通常被称为青少年发育急速期。在这段时间内，平均来看，女孩的身高每年大约增长 8 厘米，男孩的身高每年大约增长 10 厘米，连续增长几年！在身高增速的高峰期，男孩和女孩成人后身高的 15% ～25% 都是在这几年里增加的，18 岁以后，人们基本上不再长高了。这一急剧的线性增长大概会持续两年。大多数女孩 17 岁时会停止快速长高。对男孩来说，这一急剧线性增长持续时间更长，直到 18～21 岁才结束。但是大约到 14 岁时，男孩的身高通常就超过了女孩。

青少年的体重也会显著增加。青春期之前，男孩和女孩在脂肪或肌肉发育上不会有太大差异，但是进入青春期之后便出现了性别差异，女孩通常会比男孩要胖。在体重增加高峰期（Stang and Story，2005），女孩的体重每年平均增加 8 千克，到青春期结束时，一共增加约 17 千克。对男孩来说，每年平均增加约 9 千克，总共增加的体重平均约 23 千克。然而，需要强调的一点是，在体重增加这个问题上，要认识到在男孩和女孩内部都存在巨大的个体差异。在青春期，个体总共增加的体重值在 7～27 千克之间。这一显著的差异会影响很多因素，包括运动能力、力量、饮食和身体满意度等。尽管体重增加对发展来说是正常且关键的，但是某些青少年，尤其是女孩，对这一显著的体重增加有消极的感知。不幸的是，对体重的不满意在少女中尤其突出，并且会导致饮食障碍、扭曲的身体意象和消极的自我观。

　　身体如何知道何时停止生长？遗传对身高和体重有重要的影响。来自不同种族群体的个体，他们身体脂肪的分布或身体构成存在差异。一个人会长到多高，在一定程度上也是由基因决定的：如果父母都很高，孩子很有可能也会长得高。一条相当准确的经验法则是，一个人最终的身高是其亲生父母身高的中间值。

　　然而，个体与家庭成员不仅共享基因，他们也有一样的饮食习惯、活动和锻炼水平以及家庭环境，所有这些也会对身高和体重产生重要影响。喜欢吃高卡路里食物或快餐（比如垃圾食品）或不怎么参与锻炼的家人更可能会长胖；对这个家庭的少年来说尤其会如此，从发展上来看，他们准备好了经历体重增加。至于身高，那些被鼓励"坐直"的青少年更可能显得高大，并且在以后的生活中保持正确的姿势。

2.8　骨龄

　　骨龄（bone age）是对生理年龄的测量，而非实际年龄。骨龄的变化贯穿整个发展过程，直到青春期结束，而且它是青春期相关成长的通用良好指标。为了确定骨龄，只需要对左手和手腕做 X 光检查，将之与一组标准的图片进行比较，以此来测量儿童骨骼的成熟度。从胚胎发育开始，骨骼就以支撑运动机能的方式存在。正如你在图 2.6 中看到的，在出生后的前两年，只有腿、胳膊、手指和脚趾长骨的**干骺端**（metaphyses，宽的部分）出现变化。儿童长骨的每一端都有缝隙，称作生长板，给骨头留出生长空间。在整个儿童期，这些缝隙会逐渐变小，到了青春期，缝隙彻底消失，生长板融合，骨头不再生长。当生长中的骨头的末端的**骺**（epiphysis）被延长后，生长就发生了。从青春期的开始到结束，这一过程与性类固醇激素水平的增加和减少同步。一旦所有的生长板融合之后，进一步生长或长高的可能性就降到最小。骨骺部缝隙的消失通常被认为是青春期结束的标志（见图 2.6）。在这之后，骨头不会再长长。此时，骨头基本上就是成人骨头的大小和形状，身高也是成人的身高。

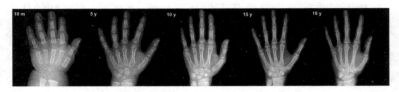

图 2.6　这张图片表明了整个发展过程中，骨骼结构和大小的变化

骨龄是对生理年龄的测量，而非实际年龄。骨龄的变化贯穿整个发展过程，直到青春期结束。

2.9　青春期与大脑结构

尽管几十年来，人们将研究青春期和大脑发育分开研究，但是在人类中，关于两者之间的关系，我们也是略知一二。幸运的是，动物研究提供了有价值的参考，并指出青春期伊始的激素变化对大脑的成熟有重要影响（Sisk and Foster，2004）。性激素通过作用于特定的脑区，对行为产生三个主要影响：首先，通过下丘脑，性激素促进繁殖行为；其次，通过重新组织大脑的感知和联合区，包括视觉皮层、杏仁核和海马，改变了对有意义的同类（比如潜在的伴侣或对手）的感官识别；最后，奖赏回路的变化诱发了寻求繁殖机会的强烈动机（Sato，Schulz，Sisk，and Wood，2008）。在第 6 章，我们会更详细地讨论与奖赏有关的回路的变化。

神经影像技术的出现，包括核磁共振成像（MRI）和功能性磁共振成像（fMRI），颠覆了对健康的儿童与青少年大脑发育的研究。这些非植入性的工具使得研究者可以获得发育中大脑的清晰、细致的图片，而不会带来任何损害或疼痛感。然而核磁共振成像被用来考察大脑的解剖结构，而功能性磁共振成像技术被用来研究大脑在加工信息时的反应。通过恰当的引导，给予足够的耐心，采用对年轻人友善的任务，儿童和青少年可以表现得非常好，从而为了解发育中的人类大脑提供有用的探查。我们会在下一章详细介绍这些工具。

2.9.1　灰质

核磁共振成像研究被用来描绘大脑结构的大小和形状。对人类进行的核磁共振成像研究表明，青春期的激素影响大脑的结构和功能（Herting et al.，2014；Peper and Dahl，2013）。大多数这类研究会根据所谓的唐纳发展阶段（专栏 2.3 中有详细介绍）系统判断年轻人已经进入青春期。一项纵向研究从 7 岁开始对 275 位参与者进行了追踪，直到他们 20 岁。研究发现，青春期发育与卷入情绪和奖赏加工的脑区的大小有明显相关，包括杏仁核、下丘脑和纹状体（Goddings et al.，2014），见图 2.7。核磁共振成像研究也揭示了在整个青春期男孩和女孩之间的差异逐渐出现。一般而言，在青春期，只有男性的杏仁核变大，只有女性的下丘脑变大（Lenroot et al.，2007），这均为性别激素的聚集区域。这意味着，随着这些区域内性别激素越来越聚集，它们的大小就会出现很大差异。在青春期，与性别激素较少的青少年相比，性别激素较多的青少年这些脑区的结构就更大。越大并不代表越好或越成熟，不同性别之间存在很大差异：对男孩来说，内侧颞叶越大表示性越成熟，而对女孩而言，则恰恰相反。这些差异通过进一步扩展发生在产前组织期的性别二态性，强调了青少年阶段激素的激活效应（activational effects）。

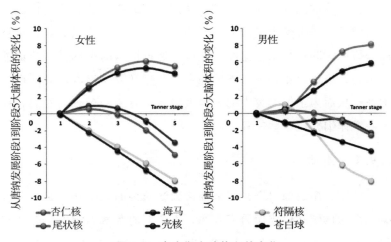

图 2.7 青春期大脑体积的变化

从青春期早期（唐纳发展阶段 1）到青春期后期（唐纳发展阶段 5），女孩（左）和男孩（右）的杏仁核和海马的变化，这是大脑体积发生的最大变化。（Goddings et al.，2014）。

激素循环水平的评估根据睾丸酮和雌二醇水平的差异，揭示了皮质厚度的性别差异。皮质厚度是用于描述大脑皮质层复合厚度的简单指标。这些研究表明，睾丸酮对男孩和女孩的影响是相反的，比如高睾丸酮水平对应男孩较厚的皮质层，而对应女孩较薄的皮质层（Bramen et al.，2012）。正如在第一章所回顾的，较厚或较薄的皮质层，到底哪一种代表"更好"或"更成熟"，这依赖于个体的性别、与行为的关系和个体差异。

专栏 2.3　唐纳发展阶段

　　50 多年前，唐纳提出的发展阶段系统描述了青春期男性和女性的正常发展进程并被用于临床。临床根据性成熟评级或唐纳发展阶段来进行描述（Marshall and Tanner，1969，1970）。

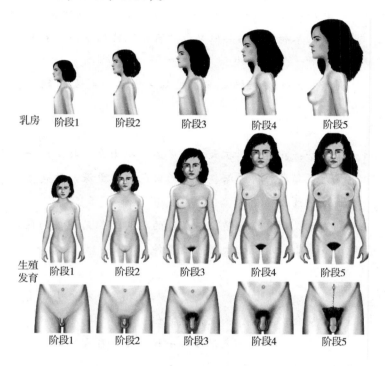

女性发育

阶段 1

乳房：乳房没有发育，只是乳头略有突出

阴毛：没有阴毛

阶段 2

乳房：乳房萌芽阶段。乳晕扩大、略微变黑，并高出乳房的其他部位，就像一个小土丘。

阴毛：略带颜色的毛发零星生长，但仍然是直的或者只是轻微卷曲，似乎主要是围绕在阴唇周围。

阶段 3

乳房：乳房和乳晕进一步扩大，出现圆形的轮廓。乳头、乳晕和乳房的其他部位没有出现轮廓分离。乳房组织形成一个小锥形。

阴毛：毛发变得更黑、更粗、更卷。毛发稀疏地分布。

阶段 4

乳房：乳房继续扩大，形成第二个山丘。乳晕进一步扩大且颜色变得更深，乳头的颜色边也更深。这是所有阶段中最大的变化。

阴毛：阴毛在性质上与成人的相同，但是覆盖的区域比成人小：没有向大腿内侧延伸。

阶段 5

乳房：发育成熟，长成了成人的乳房，在大小上有明显的变化。只有乳头变得更突出，乳晕向乳房回归。

阴毛：阴毛看起来跟成人一样，分布在女性的三角地带。某些个体的阴毛可能向大腿内侧延伸。

初潮

初潮或第一次月经期，并不是唐纳发展阶段系统的一部分。女孩需要一定量的雌性激素行经，但这可能会出现在唐纳发展阶段的第 2、3、4 阶段，甚至第 5 阶段。正如文中提出的，月经初潮的确切性指标仍是个谜。

男性的发育

阶段 1

睾丸、阴囊和阴茎的大小和面积与童年期类似。没有阴毛。

阶段 2

阴囊和睾丸扩大，阴囊皮肤的质感发生变化，可能会变红，浅色零星生长；直的毛发开始出现在阴茎根部。

阶段 3

阴茎进一步生长，一开始只是长度，但周长也有所增加。阴囊和睾丸也继续生长。阴毛变得更黑、更粗、更卷，并且开始蔓延到更广的区域。

阶段 4

阴茎的长度和周长显著增加，龟头更大。阴囊和睾丸继续变大，阴囊的皮肤显著变黑。阴毛的质感与成人类似，但是覆盖的面积较小。并没有向大腿内侧扩展。

阶段 5

生殖器的大小和形状与成人类似。阴毛的分布呈倒三角，并延伸到大腿内侧。

对青春素（DHEA）的检查表明它也在皮质厚度上起着关键作用。近期一项纵向研究报告，在 4 ～ 13 岁（一个肾上腺机能初现雄性激素变化的阶段），青春素的水平与前额叶区（对行为调节有重要意义）皮质厚度的增加有关（Nguyen et al.，2013）。该研究也发现了性别差异：睾丸素水平与男性左半球区域的皮质厚度变化有关，与女性右半球区域的皮质厚度变化有关。这些数据表明在青春期的过渡中，青春素和睾丸素交互作用并调节皮质成熟的复杂过程，这与来自有机体分子水平的证据相一致。

2.9.2 白质

白质由髓鞘质构成，髓鞘质是包裹在轴突上的神经绝缘体，可促进不同脑区之间的沟通。第 3 章会详细回顾测量白质的方法。简单来说，存在自动化的软件工具将大脑的不同部位分割成**白质**（white matter）和**灰质**（gray matter），研究者使用这些工具来量化个体所拥有的白质数量。这一方法发现了白质发育与青春期的有趣关系。

一项关于 9 岁双胞胎的大型研究表明，高水平的促黄体激素与所有灰质体积的占比有强相关（Peper et al.，2008）。然而，一项后续研究发现，无论是男孩还是女孩，性类固醇的水平（睾丸素和雌激素）与白质的体积无关（Peper et al.，2009），这表明每一种青春期激素都在大脑结构中发挥独特作用。然而，度量青春期的标准似乎会影响研究结果：一项采用唐纳等级测量（而不是激素水平）的研究确实发现，伴随着青春期的成熟，前额叶、顶侧区和颞叶的白质密度会增加，但只是对男孩来说（Perrin et al.，2009）。只有少数几项研究考察了青春期与白质发育之间的关系。但是，这些研究的结果表明，青春期对青少年白质的发育可能有独特的影响（Ladouceur，Peper，Crone and Dahl，2012）。

2.10　青春期与大脑功能

在青春期，除了许多有趣的物理、生理、神经解剖学变化横扫青少年，大脑的功能也发生了标志性变化。青春期激素的影响力是如此之大，以至于一些核心脑区在青少年期变得非常投入和活跃。这些脑区在引发对繁殖行为和社会互动的更多关注上起着关键作用。青春期的激素变化被认为是行为变化的动力，青少年的社会行为日益增多。研究表明，大脑发育与社会行为的发展性变化之间有强相关（Nelson，Lieibenluft，McClure，and Pine，2005）。在青春期，性腺类固醇的增加引发了边缘系统内的变化，改变了对社会刺激的情感归因，而前额叶皮层的逐渐成熟，使得对社会信息的反应日益复杂且可控。例如，在青少年期，在情绪加工过程中发挥重要作用的脑区经历了重大变化，对奖赏加工和动机有重要影响的脑区也发生了重要变化。

这些激素启动了大脑发育的两性轨迹，并在皮层—纹状体回路的重组中起作用，特别是支持伴侣选择和择偶行为等社会行为的回路（Sisk and Zehr，2005）。特定神经网络的改变有助于青春期少年对性伙伴产生更强烈的渴望。正如我们在舍尔夫及其同事所提出的一个模型中所回顾的：青春期有三个核心系统会重组，从而驱动转向社会—情绪信息加工（Scherf，Behrmann，and Dahl，2012）。社会—情绪信息加工在引导个体转向某些刺激上发挥着重要作用，这些刺激将促进繁殖行为和更广泛的社会经历。

第一个神经网络参与到基本的注意和视觉定向过程中；它包括枕下回（"大脑后部的枕叶面部区（OFA）"：Gauthier and

Nelson，2001），后梭状回（梭状回面部区（FFA）：Kanwisher，McDermott，and Chun，1997），颞上沟（STS：Hoffman and Haxby，2000），以及视觉皮层的辅助视觉区域（Scherf et al.，2012）。对这一神经网络的研究已经表明，在整个青春期，这些脑区发生了重大变化。例如，当呈现面孔的图片时，青少年（11～14岁）激活了梭状回面部区，与成年的激活相同，而儿童（5～8岁）却并没有表现出类似的激活（Scherf，Behrmann，Humpherys，and Luna，2007）。这一结果已经得到了其他研究的重复验证和扩展（Golarai et al.，2007；Golarai，Liberman，Yoon，and Grill－Spector，2010；Scherf，Luna，Avidan，and Behrmann，2001）。这些研究的结果表明，核心的面部加工区域在青少年期呈现出了持续发展。这一发展对社交具有重要意义：随着个体越来越善于"察颜观色"、读懂他人的情绪和情感，他们在社会互动中也变得更有经验。

第二个神经网络是"心智化能力"的关键，即理解自己和他人心理状态的能力。这一网络包括了内侧前额叶皮层（mPFC），颞顶联合区（TPJ），前颞叶皮层和扣带回。这些区域是个体心理化或理解他人心理状态、思想和感受能力的基础。这一能力在青少年期会有显著的发展，对正常的、成功的社交而言非常重要（Burnett，Sebastian，Cohen Kadosh and Blackmore，2011）。神经成像研究表明，在自我反省时，青少年的该神经网络的激活程度要高于成人。有趣的是，相比成人，青少年激活的增加与其更准确地自我评价有关（Pfeifer et al.，2009）。对这个主题的研究也表明，在判断他人对尴尬和内疚等社会情绪的反应时，青少年比成人在内测前额叶皮层（心智化能力的区域）出现了更多激活（Burnett，Bird，Moll，Frith and Blackmore，2009）。

　　第三个神经网络对情绪加工有重要作用，包括杏仁核、脑岛和纹状体。这些区域是支持情绪、情感和威胁辨别的边缘回路的核心（Feinstein，Adolphs，Damasion，and Tranel，2011），从儿童期到青少年期，它们经历了重要的成熟。例如从儿童晚期到青少年期，关于情绪表达的外显记忆得到显著改善（Pine et al.，2004），尤其是害怕、生气和厌恶（Thomas et al.，2001）。同样，在青春期之后，面部识别能力会出现延迟的发展轨迹（Carey and Diamond，1977）。以情绪图片作为刺激，研究者描绘了杏仁核功能发展的 U 形曲线：在整个青少年期，杏仁核的激活增加（Baird et al.，1999），而从青少年期到成人期，其激活会随年龄增长而下降（Guyer et al.，2008）。也有证据表明，从儿童晚期到成人期，杏仁核的功能会出现质的转变，儿童面会对中性面孔产生更多激活，而成人对恐惧面孔产生更多激活（Thomas et al.，2001）。

　　青春期期间，纹状体的变化与奖赏加工的变化有关。奖赏回路中含有丰富的神经递质多巴胺，多巴胺与奖赏加工有关（Schultz，Dayan，and Montague，1977）。来自动物模型的证据表明，多巴胺系统在青春期会经历明显的重塑（Bell and Sisk，2013）。

　　尽管来自动物研究的证据很有说服力，但是有关人类青少年的实证研究却惊人得少。少量已发表的有关该主题的研究表明，当参与者完成冒险任务或奖赏性计算任务时，睾丸素水平的增加与奖赏回路激活的增加有关。福布斯与达尔报告，对于期待奖励的男孩，血浆睾酮水平与奖赏相关的脑区的激活正相关（Forbes and Dahl，2010），还有人在男孩和女孩身上发现了同样的结果（Op de Macks et al.，2011）。最近的一项研究发现，在青春期，当参与者感知到强烈的情绪时，睾丸素的增加可以预测危险感知脑区和奖赏相关脑区激活的增加（Spieberg，Olino，Forbes，and Dahl，2014）。然而，一项追踪研究并没有发现奖赏相关脑区激活与青春期之间的关系（van Duijvenvoorde et al.，2014）。通过一项社会信息加工任务，古德及其同事发现，青春期激素水平的增加与负责社会信息加工的脑区的更大激活有关（Goddings，Burnett Hayes，Brid，Viner，and Blakemore，2012）。该团队还发现，青春期发育更好且雌激素水平更高的女孩，这些脑区之间的沟通得到提升（Klapwijk，Peters，Vermeiren，and Lelieveld，2013）。尽管这些研究确实表明，青春期、激素变化与大脑功能易感性之间相关，但是不一致的研究结果以及极少量的研究使得开展该主题的实证研究成为迫切需求。

综合来看，这些数据表明，发生在青春期的激素变化，使得与社会信息加工有关的动机增强，推动了行为。然而，该领域需要更多研究。

本章小结

- 青春期发生在儿童晚期和青少年早期，是一个持续几年的漫长过程。
- 身体变化包括身高、体重的显著增加和骨骼的发育。
- 多种因素都可以作为"许可信号"，诱发青春期。
- 不同代际之间，青春期开始的时间越来越早了。

问题回顾

1. 哪些脑区与青春期开始的时间有关？
2. 青春期之始，身体会发生哪些主要变化？

3. 青春期会带来哪些好处？

4. 青春期到来时间的变异会有哪些潜在消极结果？

5. 影响青春期开始时间的主要因素有哪些？

延伸阅读

Blakemore，S. J.，Burnett，S.，and Dahl，R. E.（2010）．The role of puberty in the developing adolescent brain. *Human Brain Mapping*，31，926 -933.

Sisk，C. L.，and Foster，D. L.（2004）．The neural basis of puberty and adolescence. Nature *Neuroscience*，7，1040 -1047.

第3章 研究青少年大脑的认知神经科学方法

学习目标

- 科学家是如何研究人类大脑的。
- 有哪些不同的工具被用来研究人脑。
- 脑成像技术有哪些优势和不足。

3.1 引言

20世纪90年代的一项研究颠覆了我们对发展中的大脑的理解。B. J. 凯西（B. J. Casey）及其同事成功地尝试了史无前例的研究：窥视健康儿童的大脑（而且是在清醒状态下！），以便发现大脑是如何工作的。当一组儿童在完成一项计算任务时，凯西博士对他们进行了脑部扫描。这项研究确实很新颖也很令人兴奋，因为以前对健康儿童和青少年进行的脑成像研究，仅仅考察了大脑的解剖结构，而不是大脑功能。该研究掀起了一波研究浪潮，积累了有关大脑功能的丰富知识：即从儿童期到青少年期，大脑如何发挥其功能。

此类研究贯穿整本书。所有这些研究至少使用一种脑成像工具来测量大脑活动，因此对你来说，理解其中一项技术是很重要的。在本章中，我们不会深入介绍这些技术的物理学或技术原理，但是我们会介绍最常用的工具，它们如何工作，研究参与者会经历什么以及这些工具会提供什么样的数据。不幸的是，我们会用到一些认知神经科学术语，这些都是不可避免的。脑部扫描是研究发展中大脑的最常用的方式，所以在介绍其他测量脑电波的工具之前，我们先开启脑部扫描技术之旅。最后，我们会再回来学习科学家如何采用不同的研究方法来获取最大信息量的。这些工具已经告诉我们大量关于人类大脑的信息，但是没有哪一种技术是完美的，它们都有自己的局限性。我们将回顾每一种方法的优势和不足，并讨论科学家如何使用这些数据得出关于大脑发展的结论。

3.2　脑部扫描

什么是脑部扫描？脑部扫描（brain scan）得到的是大脑的照片，它由类似于巨型照相机的机器拍摄。脑部扫描有几种不同类型，包括可归入脑成像（有时也被称作神经成像）范围内的脑部扫描。脑成像可以分为两种常见类型：（1）结构性成像（Structural imaging），可以清晰地呈现大脑结构和解剖图；（2）功能性成像（functional imaging），展示大脑如何加工信息。这类成像产生的图片，可以使我们了解到在对特殊刺激做出反应时，哪些脑区比较活跃。

还有另外一种脑成像技术，叫作正电子发射断层扫描（PET），通常用来研究成人的大脑功能。正电子发射断层扫描采用放射性示踪剂来呈现我们感兴趣的组织或器官的活动。示踪剂包含了微量的放射性物质，被注入参与研究的被试体内或是由被试吞咽或吸入（或者医生出于临床或诊断目的对病人进行 PET 扫描）。示踪剂会聚集在化学物质活动水平较高的脑区。PET 扫描器能够探测到由正电子放射性示踪剂发射出的成对 γ 射线。在正电子发射断层扫描的成像中，这些区域显示为高亮点。PET 成像在识别复杂加工过程中的神经激活上一直非常有用。然而，因为 PET 需要注入放射性示踪剂，所以这一技术仍然被禁止用于儿童和青少年的大脑研究中。因而，本书将不再进一步提及 PET。

3.2.1 结构性核磁共振成像

核磁共振成像（MRI）是一种可以使身体许多组织可视化的无创伤技术。核磁共振成像并非是 X 射线（X - rag），X 射线是一种电磁波。为了产生 X 射线图像，需要一架 X 射线机器发送穿透身体的 X 射线粒子，并通过电脑或胶片记录影像。与 X 射线不同，MRI 不使用任何放射物质，所以并不会使人暴露在放射物中。取而代之，它使用电波、一个大的磁场和一台电脑来制作图像。这一点使得 MRI 受到研究青少年群体的研究者喜爱，因为这意味着当研究被试接受脑部扫描时，不再需要穿刺，他们不会受到伤害。而且大脑成像也也不会产生长期副作用，所以它是安全的。第一例对人的核磁共振成像检查是在 1977 年，自此之后，核磁共振成像的程序越来越规范化，全世界已经有超过 25000 台核磁共振成像机器。

正如你在图 3.1 中看到的，核磁共振是非常大型的机器（有时也称为扫描仪），有一个圆形隧道，就像甜甜圈的洞。一位研究被试躺在狭窄的检查台上，然后被送入一台核磁共振成像机器的隧道中，来回移动。机器由一个受过专业训练的人来操作。你

从图片中看到的被试头上方的装置是头线圈，用于大脑成像。在
获取照片的过程中，机器会发出一些噪声。为了将噪声最小化，
被试会被全副武装，佩戴耳塞和头戴式耳机。因为被试需要保持
绝对静止状态以避免模糊的图像，所以研究者也会为被试准备舒
适的靠垫。被试通常也会佩戴护目镜观看电脑屏幕，电脑里播放
的节目由控制室的人控制（一些成像设备是连接在扫描仪上的小
屏幕）。在结构性核磁共振成像扫描中，被试通常会带着护目镜
看电影，帮助他们保持心情愉悦。见专栏 3.1 学习研究者如何帮
助被试舒服地待在扫描仪内。

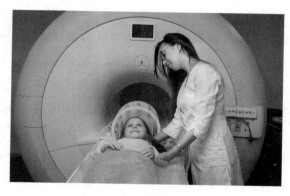

图 3.1　一个接受脑部扫描的儿童

专栏 3.1　适应核磁共振扫描仪

运动训练，靠垫

　　毋庸置疑，在接受脑部扫描时，儿童和青少年比成
人更容易乱动。乱动会导致数据更不真实，从而导致在
结果的分析和解释上面临更多挑战。因此，许多研究者
会使用模拟扫描仪来训练年轻人适宜核磁共振扫描仪的
环境。在模拟扫描阶段，训练被试静止平躺和扫描期间

如何与技术员沟通（不需要移动脑袋）。对核磁共振扫描仪的介绍有助于减轻被试的担心，因为他们有机会问问题，并了解到扫描仪是安全的。

模拟扫描训练在帮助年轻人静止平躺上的效果很好，但却不一定能减少头部的运动。因此研究者还需要在分析中解释头部运动。第一，我们测量在六个方位上头动的频次（以毫秒计）以及幅度，说明个体以多种方式移动脑袋——包括低头、向后看、向左看、向右看以及在某个角度低头。每个头动次数超过既定阈限的被试，其数据会被从分析中移除。如果被试的头动次数只是略微超过阈限，研究者有时会仅仅剔除这些特定的数据节点，但这依然会存在问题，因为它会干扰时序，很可能会带来关于数据的不正确假设。第二，研究者会做相关分析以确保大脑活动模式与头部活动无关。第三，大部分研究者会将活动作为一个无意义的协变量，纳入最初的通用线性模型中，通过回归分析来计算头部活动对大脑激活的影响。

大脑图片是如何被制作的？核磁共振扫描仪是一个巨大的磁体，就像你贴在冰箱上的冰箱贴，但又有所不同。冰箱贴由合金制成，从技术上来讲，是一种永久性磁体，而核磁共振磁体是一种**超导磁体**（superconducting magnet）。永磁体的磁场是由材料自身的内在结构产生的，而超导磁体的磁场是通过导电产生的。在一个核磁共振实验中，这个磁场水平穿越研究被试，从头部到脚趾。

核磁共振磁体的力量也远远超过冰箱贴。科学家测量磁体强

度的单位称作斯特拉（tesla）和高斯（gauss），1 斯特拉相当于
10000 高斯。为了让你感觉到相对差异，请思考：冰箱贴的磁力
大概是 10 高斯，而核磁共振的磁力通常是 3 斯特拉，相当于地
球磁力的 60000 倍！如此强大的磁力足以吸纳任何金属，这也是
为什么一些准被试必须要足够细心检查，以确保身上不带有任何
金属物品。

　　每一张核磁共振成像图显示了被观察区域的"切片"或横
截面，类似于一块面包切片。因为这些切片通常间隔约 1/4 英
寸，研究人员由此可以得到某个特定脑区的详细图像。通常，人
们会对某一特定的大脑区域有兴趣，该大脑区域对某些类型的刺
激或特定的精神疾病有重要影响，或者在发育过程中经历了独特
的成熟变化。例如，我们将在第 5 章学习的前额叶皮层，它需要
20 多年时间来发展，所以发展科学家们渴望了解长期发展对认
知的影响，MRI 允许我们从多个维度观察每一片"面包片"。三
个主要维度或切面，是横向（或轴向）、冠状和矢状。如图 3.2
所示，横向平面将大脑从上到下切开，冠状面将大脑纵向切开，
从前到后，矢状面切片，大脑从一边到另一边纵向延伸。

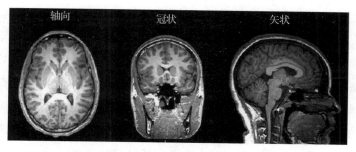

图 3.2　MRI 图像通常在三个平面上显示

横向（轴向）平面将大脑从上到下切开，冠状面将大脑从前到后纵向切开，
矢状面将大脑纵向切开，从一边到另一边。

核磁共振成像并没有改变研究参与者的任何东西，也不会改变身体或体内的化学成分。正是因为这个原因，它经常被人们称赞，因为它的非侵入性。参与者可以在不造成任何伤害的情况下接受尽可能多的扫描。因此，它也是纵向研究的理想选择，在这种研究中，参与者多次接受脑部扫描，通常是在几个月或几年里。纵向研究为发展研究提供了相当丰富的信息，研究人员可借此以确定随着人年龄的增长，大脑是如何随时间变化的。

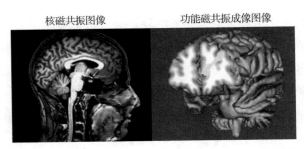

图 3.3　核磁共振扫描（左）提供了高水平的解剖细节
功能磁共振成像扫描（右）说明了大脑活动。

MRI 的另一个优点是，它提供了非常详细的大脑图像。3 - D 图像允许研究人员从各个角度研究大脑，并确定特定大脑结构的大小或形状是否有变化。这一层次的解剖学细节，叫作**空间分辨率**（spatial resolution），这是我们稍后要回顾的其他一些工具无法提供的，比如脑电图这样的脑成像技术。MRI 被用来研究大脑的发育，它能捕捉整个大脑的图像，甚至是那些位于大脑深处的区域，这与只测量大脑表面的电活动的工具形成了鲜明的对比。请注意图 3.3 左侧 MRI 图像中的高精度细节，你可以看到在大脑底部的小脑的分支和大脑中部胼胝体的厚髓组织连接着大脑的前部和后部。

MRI 的局限性主要与制作高质量图像所需的限制有关。第一，研究参与者需要保持绝对静止。在大多数研究人员的分析中，不包括移动超过 3 毫米的参与者的数据。对于成年人来说，保持静止是相当容易的，但儿童和青少年有时会挣扎着在扫描仪中停留一小时左右。第二，正如前面提到的，体内有金属的参与者不能接受脑部扫描，所以牙套或永久性的固定器会使相当一部分青少年不适合进行脑成像研究。第三，有幽闭恐惧症的人在封闭的核磁共振成像空间中可能会感到不舒服，所以他们也不适合参加大脑研究。

3.2.2　扩散张量成像（DTI）

在图 3.2 和图 3.3 中，您可能已经注意到，大脑的某些成分跨越了大脑的多个区域，就像胼胝体或大脑的脑回一样（在大脑图像中占主导地位的类似于软管的组织）。这种组织被称为白质，它由髓磷脂包裹的轴突组成。髓磷脂是一种脂肪脂质，可以加速神经元的传播（Pierpaoli, Jezzard, Basser, Barnett, and Di Chiro, 1996）。我们看到的图像实际上是包裹着轴突的髓磷脂的密集包装，这是神经通讯的主要高速公路。长期以来，研究人员一直对研究白质的结构有兴趣，现在他们可以用一种叫做**扩散张量成像**（diffusion tensor imaging, DTI）的技术来研究。

DTI 通过测量所谓的水分子分散（Le Bihan, 1995）来评估大脑通路，这就提供了对构成白质的髓鞘纤维束的定位。白质的扩散测量是为了接近白质束组织（例如轴突直径或包裹密度）。在核磁共振成像中，利用快速回声平面成像（EPI）序列，获得扩散数据，该序列能捕捉脑组织内水扩散的速率和方向。所获得的扩散加权图像被用来生成一个矩阵来重建大脑的白质区域（图 3.4）。

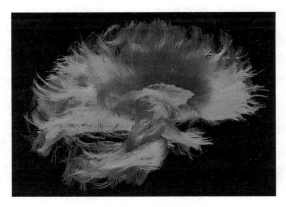

图 3.4 白质纤维

这张照片是用扩散张量成像技术拍摄的白质纤维些纤维用不同的颜色来表示方位。

这些值构成了用来推断组织结构的两个最常用变量的计算基础：平均扩散系数（MD）和分数各向异性（FA）。MD 仅仅是指水扩散的总体大小，并假设反映了白质体积（Basser and Pier-paoli，2011）。FA 是一个更具体的值，通常用于推断组织的微观结构（例如，轴突大小和密度）。FA 值范围从各向同性（不受限制）0 扩散到各向异性（受限扩散）1。因此，高的 FA 值表示更大的各向异性和更有组织性和髓鞘化的黏液囊（Lebel et al.，2012）。

从童年期到青少年期，白质持续发展和变化（Sowellet al.，2003），支持功能性联结区域之间神经元的交流，这些区域通过学习和经验联系起来。在整个儿童时期和成年早期，研究这些结构连接的成熟过程，在此期间白质的生长达到顶峰，这为大脑区域与这些连接所支持的发育行为之间的解剖学联系提供了更深入的理解。

虽然 DTI 提供了一个强大的工具来检查白质的发展，但它却受到了固有的工件和限制的影响。具体来说，DTI 依赖于两个假设，而这些假设并不一定适用于大脑中的白质组织。首先，水分子的位移概率遵循高斯分布（Basser，Mattiello，and LeBihan，1994）。实验证据表明，在白质（Treit，Chen，Rasmussen，and Beaulieu，2014）中并非高斯分布的扩散，因为纤维束的扩散是有限的（Jensen，Helpern，Ramani，Lu，and Kaczynski，2005）。DTI 的第二个假设是，用一个单独的矩阵来匹配所获得的扩散数据的每个体素，就足以描述白质束的微观结构。在现实中，一个像素包括数以万计的轴突和胶质细胞，一个单一的扩散张量是成千上万个轴突和胶质细胞的平均值。因此，组织部分体积（例如，白质与灰质在同一像素中）或白质部分体积（有跨束纤维的像素）的区域不能被 DTI 模型准确地评估（Jansons and Alexander，2003）。

3.2.3　功能性磁共振成像（fMRI）

功能性核磁共振成像类似于 MRI，但它能让科学家看到活动中的大脑。这意味着研究人员可以确定大脑是如何处理信息的。通过功能磁共振成像，科学家们了解到大脑在哪里处理不同类型的认知操作，从如何解决数学问题到如何储存记忆，再到如何处理面部情绪。在发展研究中，功能磁共振成像技术有助于发现不同年龄层的大脑功能有何不同。尽管在 5 岁以后，大脑的解剖结构并没有发生很大的变化，但大脑的功能在一生中会如何变化呢？

如果结构化的 MRIs 是照片，那么功能性核磁共振就像视频一样。它的工作原理是利用这样一个事实：当大脑的某个特定部位被使用时，血液会涌向大脑区域。大脑中血液流动和血液氧化的增加（统称为**血液动力学，**hemodynamics）与神经元活动密切相关。当我们思考某件事，体验一种情绪，学习一个新的事实，或者仅仅是看着我们周围的世界，大脑就会变得活跃起来。更具体地说，大脑的神经元被召唤去行动，准备帮助大脑处理当前的信息。当这种情况发生时，流向这些大脑区域的局部血液会增加，而富氧（氧化）血液取代缺氧血液。氧由血红细胞中的血红蛋白分子携带。缺氧血红蛋白（dHb）比含氧血红蛋白（Hb）更具有磁性。富氧和缺氧血之间磁性差异引起的对比，可以通过fMRI来视觉化，并且这被认为是神经元活动的指数。图 3.3 右边的图便是 fMRI 图像的一个例子。黄色的像素显示了大脑区域响应参与者正在观看的刺激图像时表现出的强烈的神经元活动。

3.2.3.1 血氧水平依赖

科学家在分析中使用的大脑信号被称为血氧水平依赖（BLOD）信号。血氧水平依赖信号是指上面描述的缺氧和富氧血之间的对比差异。神经元活动信号的变化被称为血流动力学反应（HDR）。它滞后于触发它的神经元事件几秒钟，因为血管系统需要很长时间才能对大脑对葡萄糖的需求做出反应。由此来看，它通常在刺激后的 5 秒内上升到峰值。如果神经元继续放电，从一个持续的刺激来看，当神经元保持活跃时，峰值会扩散为平坦高原。活动停止后，血氧水平依赖信号低于原始水平，即基线，一种称为"负脉冲"的现象。随着时间的推移，信号恢复到基线。图 3.5 说明在 y 轴上的血氧水平依赖信号的上升和下降是 x 轴上的时间的函数，即自刺激呈现开始的时间。假设一个刺激，比如一个苹果的图片，在 0 时刻出现。在参与者看到苹果后的最初几秒钟内，神经反应的增长速度缓慢，在首次呈现后4~6 秒达到了峰值。之后，神经反应会慢慢地降低到基线水平。

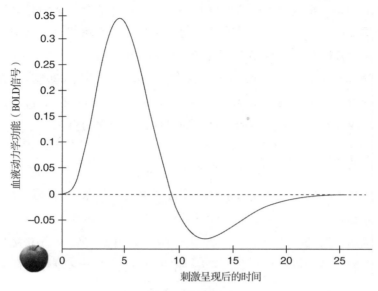

图 3.5　血氧依赖水平

血氧依赖水平信号的血流动力学响应在刺激开始后 4 ~ 6 秒（例如，一个苹果的图片）达到了峰值。在再次回到基线水平之前，该信号会出现"负脉冲"（跌破基线）。

3.2.3.2　功能磁共振成像：优点和局限性

自 20 世纪 90 年代初以来，功能磁共振成像技术一直主导着大脑图谱研究，因为它提供了强大的、信息丰富的大脑图像，而且它是无创的。它的优势类似于 MRI，可用于检查活的、健康的、发展的大脑，以及它所呈现的精细图像。

除了参与者不能动、一些人由于幽闭恐怖症或身体里的金属而无法进行 fMRI 扫描这些限制外，功能磁共振成像还有一些分析上的限制。对于如何精确地分析 fMRI 数据，目前还没有达成共识。这为研究人员提供了很大的灵活性，有利于激发创造力和自主性，但也限制了研究的可复制性。如果每个人都使用自己的处理方法，那么就不太可能产生相同的结果。幸运的是，认知神经科学社区最近联合起来，描述了一些标准的指导方针，帮助简化 fMRI 分析和促进研究的可重复性（Nichols et al.，2015）。在解释方面也有局限性，特别是在比较两组人，如青少年和成人时。我们在本章末尾会回顾这些局限性，以此作为警示。

3.2.4　功能连接

自 20 世纪 90 年代以来，功能磁共振成像技术一直是用来研究大脑发育的工具。我们已经了解到，尽管特定的大脑区域是处理特定刺激的专家（例如，纹状体擅长处理令人愉悦的事物），但大脑的各区域通常不会孤立地工作。相反，单个区域作为团队的一部分运行。你可以把它想象成一个运动队。尽管团队中的每一个成员擅长于游戏的一个方面（例如，棒球队的投手），但是他们需要依靠其他成员的配合来使他们的特殊技能得到最好的发挥，以取得胜利。每个成员都有自己的特长且很好合作的团队，最终会比一个有弱势成员或成员之间沟通不畅的团队更快、更好，取得更多胜利。大脑的工作方式与此类似，只不过我们把"团队成员"（大脑区域）之间的协作作为一个网络而不是一个团队。当然，大脑网络的最终目标不是赢得一场游戏，而是尽可能快、高效地处理输入的信息。随着时间的推移，大脑区域经常一起工作形成所谓的功能网络。我们没有能力真正"看到"大脑区域是如何协同工作的，那么科学家们是如何知道这一点的呢？在基于任务的 fMRI 中，研究人员可相对容易地观察到这些，因为他们可以确定哪些区域在任务中同时被激活。

研究人员使用的另一种方法叫作**静止状态功能磁共振**（resting state MRI，rsfMRI）。这是一种在参与者没有执行明确的计算机任务时，评估大脑区域间相互作用的方法。在前面你学习了通过 fMRI 测量得到的信号血氧依赖水平。rsfMRI 也使用血氧依赖水平（通过测量血液流动的自发波动）来确定哪些大脑区域会被共同激活。它被称为"自发的"，因为它指的是自然发生的波动，而不是对特定的刺激或认知任务的反应。以这种方式研究大脑网络的优势在于，我们可以确定哪些大脑区域的血氧依赖水平显示出类似的波动，血氧依赖水平表明了哪些大脑区域在一段时间内协同工作。

静止状态数据的获取很简单。它包括扫描躺在扫描机里的参与者，后者盯着屏幕，或者闭着眼睛。一旦收集了数据，我们可以通过几种方法来分析数据。在一种方法中，研究人员选择一个大脑区域来关注（例如纹状体），并将该区域的血氧依赖水平激活和所有其他大脑区域的血氧依赖水平信号进行相关分析，从而产生一个**功能性连接图**（functional connectivity map，fcMap）（Biswal，Yetkin，Haughton，and Hyde，1995）。功能性连接图提供了所选种子区域在功能上与哪些区域相关联以及在多大程度上相关联的信息（Goldenberg and Galván，2015）。如果研究人员没有一个特别感兴趣的预选区域，他们可以使用方法来检查整个大脑的连接模式。全脑连接方法的设计目的是确定大脑各区域之间的功能连接程度。这很好，因为分析可能会发现两个（或更多）区域之间的关系，而研究人员之前并没有预测到这两者之间的关系。

静止状态功能磁共振成像技术已经被用于识别成人和发展中人群的主要功能网络，包括初级运动、视觉和听觉网络，以及高级认知系统（Fox et al.，2005）。它还被用来识别默认模式网络，与参与者执行一个计算任务或者适应外部世界时相比，当参与者处于"静息状态时"，它显示出更高水平的大脑激活，这表明这个网络的活动反映了神经元活动的默认状态。

请注意，"静息"是指这样一种状态：参与者没有执行一项研究人员强加的认知任务，而是"白日梦"或"走神"。"静息"并不意味着我们的大脑有未"开启"的时候。

3.2.4.1 成长中的人的静息状态 fMRI

静息状态帮助研究人员获得了关于大脑构造和大脑发育的重要知识。一个长期的假设是，控制运动的神经系统（运动网络）在处理社会和情感信息的神经系统之前发展起来，静止状态证明了这个假设是正确的。几项研究表明，在儿童、青少年和成年人中，运动系统的发展是相似的，而帮助支持社会和情感信息加工的神经系统却表现出很大的年龄变化（Kelly et al., 2009）。如果我们考虑运动行为与情绪行为的不同，这就很容易理解。除了在特定的运动活动中获得新的专业知识和实践外（比如一个人在运动队中所获得的），在你学会走路之后，你的运动发展并没有改变多少。相反，你的社会和情感发育持续在变化，直到到今天！正如我们将在第7章学到的，青春期前后以及由青少年期进入成年期的时候，社会技能会提高，社会交往的兴趣会增加。这些都受到大脑如何处理、储存和学习这些新体验的变化的支持。正是因为这个原因，社交和情感大脑网络的静息状态数据出现了年龄差异。

一些静息状态的研究表明，在大范围的大脑系统的发育中，功能连接从局部转变为分布式架构。这意味着，在生命早期，如婴儿时期一样（Fransson, Aden, Blennow, and Lagercrantz, 2011），临近脑区之间被观察到更强的连接。在发育后期，如童年和青春期（Fair et al.，2008），距离较远的脑区之间被观察到更强的连接。通过一个类比来帮助理解这一点，把每个脑区想象成你在整个大学里可能拥有的不同的朋友。作为大学一年级的学生，你的大多数朋友可能是住在同一个宿舍或附近的人。友谊可能不是很牢固，但是因为离得很近，你们之间建立了友好关系。随着你大学生涯的发展，你的朋友圈可能已经不是那些住在同一个宿舍里的人，而是那些与你有共同兴趣的人。这些后期友谊的纽带可能比物理上接近有更强的黏性。大脑的网络连接也是如此：随着年龄的增长，相隔更远的脑区之间的连接会变得更强。

3.2.4.2　优点与不足

就像所有的脑成像工具一样，静息状态的获取和分析技术不断地标准化和完善。尽管从静止状态数据中得出的结论似乎相对可靠，但是随着研究人员继续寻找最有效的原始静息数据预处理的方式，时间会揭示出这些结论在多大程度上是因为移动而导致的虚假发现。虽然技术尚在发展中，但它提供了关于大脑发育的内在功能架构的宝贵信息。

静息状态最大的优势在于，我们可以在不加重研究参与者负担的情况下，了解很多关于大脑的信息，因为静息状态的数据是在参与者在扫描仪内静静休息时收集的，没有任务指令或要求，参与者不会有负担感。不过，这个特征实际上也是一些怀疑论者所说的它的主要弱点。在没有明确任务的情况下，参与者可能会做我们大多数人在被要求"休息"时所做的事情：我们做白日梦，计划我们的下一个活动，或者沉思当前的忧虑。所有这些想法都是不可能解释的，所以它们可能会以不为研究者所知的方式影响结果。此外，与青少年和成人相比，儿童做白日梦时的大脑可能看起来有所不同。

第二个限制是，静止状态数据的获取对参与者的移动有多敏感。在核磁共振那部分内容中，我们回顾了静止对捕捉优质大脑图像的重要性，在静息状态甚至更大范围内也是如此。利用静息状态来得出关于发育中大脑之结论的科学家们承认，即使对那些在扫描仪中摆动过多的参与者进行了仔细的筛除，参与者的运动也会在不经意间导致误导性的结论（Power, Barnes, Snyder, Schlaggar, and Petersen, 2012）。这是发展研究中需要特别关注的一个问题，因为孩子们比成年人更容易动，这可能会影响他们的数据，而这在成人中是不存在的。考虑到相对较小的运动所具有的潜在的巨大影响，许多科学家努力创造算法，以帮助他们在统计上解释这种微妙的运动（Satterthwaite et al., 2012：van Dijk, Sabuncu, and Buckner, 2012）。关于不同预处理策略可能会如何改变运动带来的人为结果，读者可以参考一些研究者的成果（Satterth waite et al., 2013）。

你需要了解的最后一件事是，静息状态数据受到研究者所谓的生理噪声的影响（Biswal et al., 1995）。这指的是所有难以控制的事情，而且可能因人而异，包括心率、血流速度和呼吸。研究人员一直在努力开发技术来消除这种噪声，但这仍是一项正在进行中的工作。

3.2.4.3 多体积像素模式分析（MVPA）法

多年来，对 fMRI 数据的分析大致相同，都是基于对血氧依赖水平信号的分析，目的是确定实验变量如何影响研究中感兴趣的一个脑区（或几个脑区）的整体参与（激活）（Friston, Worsley, Frackowiak, Mazziotta, and Evans 1994）。这些通常被称为单变量方法，因为它描述了认知变量和单个大脑体积像素之间的关系。体积像素的缩写是 voxel（volume pixel），它是三维图像中可感知的最小盒形。在大脑成像数据中，一个体积像素代表了大脑中的一个单一数据点。体积像素通常用于可视化和分析医学和科学数据。单变量方法不再是分析神经成像数据的唯一（或最流行的）方法。近年来，多体素模式分析（MVPA）法已经显著地改变了分析 fMRI 的惯例。当旧的方法很好时，为什么要采用一种新的方法呢？

首先，MVPA 是一种技术，它可以让研究人员测试大脑中许多像素中血氧依赖水平信号的多重模式与实验变量之间的关系（Haxby et al.，2001；Norman，Polyn，Detre，and Haxby，2006）。与基于体积像素的分析相比，它使我们能够发现与任务相关的更广泛的影响，因为它并不关注单个体积像素。这种方法依赖于一种算法，它可以同时分析多个体积像素，从而产生活动的多体积像素模式。

其次，MVPA 有更强的灵敏度，因为它绕开了计算空间上的平均体积像素。计算平均体积像素对于减少单个体积像素分析中的噪声（即虚假的大脑激活）来说是很重要的。空间上的平均化在减少噪声方面是有效的，因为增加了检测对实验条件做出具有统计意义响应的体积像素的可能性。然而，这种方法也减少了实际上相关的 fMRI 信号，因为它忽略了未达到统计显著性的、具有较弱反应的体积像素。然而，这些像素携带了关于研究感兴趣的认知变量的信息。MVPA 通常不涉及空间平均体积像素。相反，MVPA 使用模式分类技术来提取在多个体积像素上的响应模式中出现的信号，即使（单独考虑）体积像素可能不会对任何研究感兴趣的条件做出显著的响应（Norman et al.，2006）。

再次，MVPA 在其引发了多种类型的体积像素的激活时，使我们有可能识别出大脑对某个认知变量的反应。换句话说，MV-

PA 整合了来自体积像素的信息，关注一个结构的不同方面。考虑一下像吸引力这样复杂的事情的神经过程。不仅我们每个人所认为的有吸引力的脸不同，而且在我们会依据哪些因素来判断一张脸的吸引力上也有不同之处。你可能会考虑脸部的形状或者眼睛的颜色，而你的邻居考虑的是面部对称或颧骨结构。你们两个人都可能在某种程度上考虑了所有这些因素，但其中一个或另一个优先的程度在个体之间有所不同。MVPA 使我们有可能检测出哪些 voxels 将信息组合在一起，从而获得对吸引力的评价。

最后，MVPA 允许我们在每一个试验的基础上检查大脑活动。在现实生活中，我们的认知状态会迅速变化，有时是以秒来发生的，而这种动态是很难用非 MVPA 方法来捕捉的。MVPA 使我们可以用更精细的时间分辨率来追踪大脑活动，以确定它是如何随着行为反应而变化的。

MVPA 的优势可能会使它在功能磁共振成像分析中充满希望。然而，需要重点指出的是，最好把它看作传统的 fMRI 分析方法的补充，而不是优于传统方法（见 Davis 等人的综述，2014）。事实上，一些研究人员已经提出，MVPA 中固有的方法论的混乱可能导致对结果的误解（Todd，Nystrom，and Cohen，2013）。与所有新兴工具一样，MVPA 的实用性、优点和缺点也在不断发展。现在，你可以把 MVPA 看作是我们神经成像工具箱里的另一个工具，它可以提供关于大脑如何处理信息的额外信息。大多数研究人员将 MVPA 与传统的单变量方法一起使用。

3.2.4.4　多体积像素模式分析法在发展领域中的应用

功能连接以及更具体的 MVPA，在对个体的临床诊断、行为、年龄或其他因人而异的变量方面进行分类和预测上具有很大的潜力。事实上，圣路易斯华盛顿大学的一个研究小组的一篇开创性的论文巧妙地用它来对一个 7 ~ 30 岁样本的大脑成熟进行了分类（Dosenbach et al. , 2010）。他们利用静息状态数据所获得的不同大脑区域之间的多重功能连接来对个体进行分类。他们的分析聚焦在已知的 200 个功能连接上，众所周知，这些连接是儿童（7 ~ 11 岁）和成人（24 ~ 30 岁）之间最可靠的差异。然后，他们使用 MVPA 算法生成一个预测的"大脑年龄"，作为每个参与者功能连接成熟度水平的近似值。在青少年早期和晚期，总体的变化速度是最大的，这与有关青少年发展的生理和神经生物学知识是一致的。从青少年早期到青少年晚期这段最异变的年龄段内，也存在许多个体差异。与我们将在第 4 章中讨论的"使用或失去它"的原则相一致，这个分析还确定了，随着年龄的增长哪些功能连接变得更强，哪些变得更弱，这很可能是经验所导致。例如，对做出日益复杂的决定有重要作用的连接，如额顶控制网络，在青少年期得到了重要的强化。

这项研究还发现了发展过程中有趣的结构变化。在整个发展过程中，得到强化的功能连接明显要比变弱的功能连接要长得多。此外，他们还发现，在水平面上，增强的功能连接比变弱的功能连接更有可能在前后轴上运行。结果表明，预测个体大脑成熟的最重要因素是成人大脑的主要功能网络的增强，以及这些网络之间的边界的加强（Dosenbach et al. , 2010）。

这被认为是一项突破性的研究，因为研究人员不仅比较了不同年龄群体（比如儿童和成人），还用分类算法将他们放在一个"成熟度"的连续体上。正如第 1 章所讨论的，年龄真的只是一个数字。出生在同一年的人们并不意味着会表现出同样的行为，以同样的方式加工信息，或者做出同样的决定。在青少年时期尤其如此，因为环境、青春期状态和动机的差异使得"成熟"过程存在着巨大的差异。

3.3 电生理现象

3.3.1 脑电图（EEG）

我们花了很多时间来学习核磁共振成像技术。然而，同样有用但不依赖扫描仪的工具也提供了关于大脑的信息。

当脑细胞（神经元）相互交流时，它们会产生微小的电信号，称为脉冲。脑电图（EEG）是一种用来测量这些脉冲的测试。在这个过程中，由带有细线的小金属盘组成的电极被粘贴在头皮上，通过这些金属盘来测量电脉冲（如图3.6所示）。脉冲被放大，在计算机扫描仪上显示为曲线图。

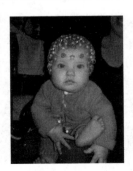

图3.6　一名年幼的参与者在接受脑电图实验

大脑中有五种基本的波形：α波、β波、γ波、θ波和δ波。这些不同的波形在不同的认知过程中被牵涉到不同的大脑区域。这些不同波形出现在需要用到不同脑区的不同认知过程中。在一个正常的节奏中，α 波（Alpha waves）以每秒钟 8 到 15 个周期（Hz）的频率出现。只有当一个人醒着并闭着眼睛时，α 波才出现，当一个人睁开眼睛或开始精神集中时，它们通常会消失。β波（Beta waves）的频率是 16—30 赫兹。它们通常与焦虑、抑郁或使用镇静剂有关。γ 波（Gamma waves）发生在 31—100 赫兹，通常与专注和意识联系在一起。θ 波（Theta waves）的频率是 4—7 赫兹，在儿童和年轻人中最为常见。δ 波（Delta waves）的频率为 0.1—3 赫兹，通常只发生在年幼儿童睡眠期间。

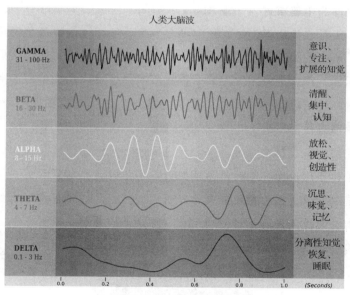

图 3.7　人类大脑中五种基本波形的图解

3.3.2　脑磁图（MEG）

脑磁图学（MEG）是另一种较少使用的技术，被用于测量大脑的神经活动。MEG 扫描仪使用复杂的技术来检测神经元自然产生的磁场，然后将其放大，以便测量它们。当一个神经元与另一个神经元交流时，就会产生非常小的电磁场，这种一对一的交流很难用任何神经成像工具来检测，甚至是 MEG。然而，正如你将在随后的章节中所读到的，你大脑中的每一个神经元总是与许多其他的神经元对话，所以神经元之间的多重"对话"（例如，5 万—10 万）效应会产生能被检测到且能被 MEG 测量的电磁场。对磁场进行分析，以找出大脑中神经元活动产生的位置。这是相对于脑电图的一个主要优势，脑电图没有提供大脑中神经元活动产生的位置。

为了收集 MEG 的数据，研究参与者坐在一个磁屏蔽的屋子里。研究人员将一个"传感器"放置在参与者的头部。传感器看起来就像一个头盔，但它有特殊的电极，可以帮助读取参与者玩电脑游戏或在电脑屏幕上观看图像时，神经元产生的电磁场。参见图 3.8 中 MEG 机器的示例。

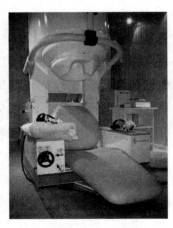

图 3.8　脑磁图扫描仪

3.3.3　优点与局限

脑电图已经被使用了很多年，被认为是一种安全的程序。这个测试不会引起不适，因为电极只记录活动，不会产生任何感觉。这使得它在对包括婴儿在内的非常年幼的儿童进行实验时非常有用。婴儿通常是坐在看护者的大腿上观看电脑屏幕上的刺激，这样他们就会感到安全。而且，脑电图对参与者运动的敏感度要比 MRI 方法低得多，所以实验可以持续更久。也许最大的优势在于它有很好的时间分辨率，这意味着在刺激呈现和大脑活动之间没有延迟。请记住，在 fMRI 中有一个血流动力学反应延迟，它妨碍了在参与者看到刺激或进行认知操作的同时获得一个血氧依赖水平信号。相比之下，通过脑电图，我们可以实时扫描刺激呈现时的大脑活动。

脑电图的主要局限在于空间分辨率很低。这意味着它不能提供详细的大脑图像。相反，只捕捉来自大脑表面的冲动。这就妨碍了对更深层次的大脑区域的考察。

脑磁图比功能磁共振成像和脑电图都更具有优势。这些技术相互补充，但只有脑磁图提供了关于大脑活动的时间和空间信息。核磁共振成像显示了大脑活动。功能磁共振成像通过测量活跃神经元附近的血氧，间接地反映了大脑活动。MEG 信号是直接从神经元电活动中获得的。MEG 信号能够显示出绝对的神经元活动，而 fMRI 信号显示相对神经元活动，这意味着 fMRI 信号分析总是被比作可参考的神经活性。这意味着 MEG 可以对睡觉的受试者进行记录。与功能磁共振成像不同，MEG 并没有制造任何操作噪声。与我们回顾的所有其他技术类似，MEG 完全是非侵入性的。它不需要注入同位素或暴露于 X 射线或磁场中。

可以用它对儿童或婴儿进行研究，并进行反复试验。

MEG 的主要缺点是，在常见的环境中，研究感兴趣的 MEG 信号非常弱，比其他信号要弱几个数量级，从而导致这些信号被掩盖。因此，需要专门的屏蔽来消除在典型的城市临床环境中发现的磁干扰。

3.4　眼动追踪

英国有一句谚语说，眼睛是心灵的窗户。在科学领域，眼球运动是大脑的一个窗口。认知神经科学家的工作是确定大脑如何支持信息处理，但为了做到这一点，我们必须首先了解个体在想什么。一个人在想什么是一个非常具有挑战性的问题。你可能会问自己，"如果科学家想知道一个人在想什么，为什么他们不直接问呢？"有时候，这是可能的，但在其他时候，研究人员想要了解的问题的答案，就连参与者自己也不知道。例如，参与者可能没有意识到他们所持有的某些偏好或偏见，或者研究人员可能想知道一个不能说话的人，比如婴儿，正在想什么。在这些情况下，研究人员需要设计出一种巧妙的方法，在个体没有意识的情况下，探测一个人的想法。

要做到这一点，一种方法是用眼动仪追踪一个人的眼球运动。我们人类倾向于把注意力集中在我们觉得特别有趣、新奇或更喜欢的事情上。人类的大脑会自动地将眼睛导向它正在处理的信息，因此通过观察一个人正在看的东西我们可以一瞥大脑正在处理的信息。领先的消费品公司使用眼球追踪来优化产品包装和零售货架的设计，市场研究公司和广告客户用它来优化印刷和电视广告。网络公司用它来优化在线用户体验，科学家们将它用于心理学和认知神经科学的研究中。

醒着的每一秒钟，我们大多数人都用眼睛来追踪信息。现在，当你读这一段的时候，你显然是在追踪这本书的页面。你也可以开车，查看朋友在社交媒体上的照片，或者在今天晚些时候在杂货店找东西。基本上，眼睛的任何变化都可以被追踪，从而提供哪怕只是一小部分关于你正在思考或关注的信息。尽管研究人员不能确切地知道某人在想什么，但他们可以推断出某些事情；比如，当你在线看一张朋友的照片时，研究者可能不知道你对这个朋友的感受，但是知道你会看朋友的面部特征和他所穿衬衫的颜色，从而得出一些判断，你是否会盯着这张微笑或皱眉的照片看更久。

眼球追踪是对眼睛活动的测量，一个人在看哪里？她忽略了什么？她多久眨眼一次？瞳孔对不同刺激有不同的反应吗？眼球追踪数据被收集到一台电脑中。一种红外线光源（也叫**微投影仪**）射向眼睛，照相机（**光学传感器**）则跟踪光源的反射与视觉特征，比如精度非常高的瞳孔。复杂的数学模型使用这些数据来确定眼睛的位置和旋转，以及注视的方向。眼动仪还能检测出眨眼频率和瞳孔扩张的变化。瞳孔放大是兴奋的指标，所以它是评估偏好的有用指标。这个过程是完全非侵入性的，所以它很容易实现，电脑底部有一个摄像头，可以追踪婴儿观看电脑屏幕上图像时的目光。事实上，许多婴儿研究的志愿者甚至不知道他们在推进科学研究。

研究人员使用眼动仪的最常见方式，特别是儿童和青少年的研究中，是分析研究参与者在电脑屏幕上的视觉路径。电脑屏幕上的内容因研究而异，取决于研究人员的研究兴趣。某些研究测试婴儿的社会认知：他们更喜欢看依恋对象（比如母亲）的照片，还是一个新奇的陌生人的照片？他们盯着消极情绪面孔（比如一张生气的脸）看的时间长，还是开心的笑脸的时间长？其他研究则考察更多的基本知识，以确定婴儿知道什么（不知道什么！），这类研究已经发现了有趣且有时令人惊讶的结果。例如，研究者用眼动仪发现，即使在第一个生日之前，婴儿也会认为物体是完整的，在空间上是连贯的，即使物体的一部分被遮挡了。换句话说，即使玩具的一部分被隐藏在视线之外，婴儿也知道，即使他看不见，玩具的那些部分也并没有消失，它会继续存在。

眼动追踪有四个主要优势。首先，眼动仪能够持续跟踪不同环境中所有用户的眼睛和注视情况。这意味着眼动仪可以在不同参与者中实现，无论他眼睛是什么颜色，是否戴眼镜，是否戴隐形眼镜，多大岁数。其次，无论头部如何动，它都能非常精确地测量注视点。这对于那些容易烦躁的年轻参与者来说尤其重要。再次，与其他的工具，如 MRI，要求参与者在仪器中躺大约一个小时相比，眼动追踪研究的参与者并没有受到任何形式的限制。最后，与其他可用的工具相比，眼动追踪相对便宜。对于一些没有机构或资助支持的研究人员来说，脑部扫描仪可能会非常昂贵。在最初购买时，眼动仪的价格要便宜一些，而且每次使用时不需要使用费。

眼动追踪的主要局限是它不能直接测量大脑活动。尽管目光注视是表明某人在思考或关注什么的一个好指标，但它并不能探查大脑如何处理信息。

3.5　招募青少年研究的志愿者

现在你已经了解了一些用来测试大脑如何处理信息的技术，

你可能会问自己一个重要的问题。谁是研究参与者？研究人员如何说服儿童和青少年（以及他们的父母）作为研究参与者？研究人类大脑发育的科学家们尽可能地使研究有趣，通过设计巧妙的计算机任务，让孩子们带着他们的大脑图片回家，并提醒参与者他们正在为科学做出重要的贡献。少量的金钱补偿也可能有助于增加交易的吸引力。

第一步是找到有兴趣和有资格的年轻人参与。许多研究人员与学校合作招募志愿者。还有一些人在对年轻人友好的地方张贴传单（例如购物中心）或在线广告，但最有效的方法通常是口口相传。一旦青少年在研究实验室有了积极的经验，他们就会倾向于告诉他们的朋友并鼓励他们也参与进来。

第二步是确定潜在的研究参与者是否有资格参加这项研究。什么决定了资格标准？这通常取决于具体的研究问题：研究人员想要更多地了解特定年龄群体的大脑加工机制吗？研究的目的是测试那些患有特定精神疾病的人吗？有一些标准与所有基于技术本身的大脑成像研究相关。例如，身体里有金属的参与者不能接受脑部扫描，因为核磁共振成像实际上是一个巨大的磁铁，它会拉动植入体内的金属物体。这种金属也不容易获取好的照片，这些照片看起来会很模糊。因此，至少数据是不可用的。在更糟糕的情况下，体内有金属的研究参与者在接受脑部扫描时，会感到不舒服。由于这个原因，研究人员在研究前仔细筛选参与者，以确定他们体内是否没有金属：即没有牙套、心脏起搏器、金属针或钢板或手术器械。由于参与者被要求保持在一个相对封闭的空间里，那些报告有幽闭恐惧症的人也不能参与。怀孕的妇女可能不能参与脑成像研究，因为磁场是否对未出生的胎儿有风险是未知的。

3.6   计算任务

功能磁共振成像测量神经元对刺激的反应。在大多数研究中，研究人员创造出计算任务或游戏，通过呈现任务或游戏，参与者必须被动（只是看图像）或主动（通过按下按钮）响应的刺激、问题或事件。获取有意义的数据完全依赖于确保参与者理解并参与到研究者要求他们执行的 fMRI 任务中（Galván Van Leijenhorst, and McGlennen, 2012）。因此，研究者花费了大量的时间和精力来创造易于理解和执行的计算任务（当然，除非研究者的目标是挫败参与者和给他们巨大的压力，在这种情况下，他们会制造出无法解决的计算难题）。由于这个原因，许多用于发展中的群体的任务包含了青少年感兴趣的刺激，比如脸，或者类似电子游戏。斯滕伯格和他的同事们原创的一项很受欢迎的任务，模拟了一个与青少年所熟悉的视频游戏非常相似的驾驶轨迹（Chein, Albert, O Brien, Uckert, and Steinberg, 2011）。他们的目标是在朋友在场或不在场的情况下测量行为以及做出危险行为时的神经反应。

在大多数功能磁共振成像研究中，研究者使用奖励来强化动机和鼓励保持遵从任务。对于年幼的孩子（Raschle et al., 2009），或者是那些无法收到钱的参与者（比如吸毒的参与者），研究人员有时会给小奖励，比如以贴纸、钢笔或礼券作为奖励。除了这些情况，大多数研究者会用金钱来补偿参与者的时间和精力。有时会在研究结束时给每个参与者一定的标准金额。有时，参与者通过在计算任务上的出色表现来获得报酬。在某些情况下，参与者需要多次访问实验室。此时，研究者通常这样鼓励参与者继续参与，每次他们完成一部分研究，都给他们少量的钱，而不是在最后一次性支付一笔钱。

有研究者用实证方法研究了给予补偿对提高依从性的作用（Schlund et al.，2011）。小奖励，如铅笔或小饰品，可能不会鼓励最优的任务遵从性和卷入，因为它们不能作为强化或使行为更有可能发生的强化物（比如完成一项功能磁共振成像的任务）。因此，当一个主试可能报告他们喜欢或想要一个预先选择的奖励时，它可能根本不能鼓励或维持一个目标行为。作者测试了不同的支付类型，确定哪些是最有效的。他们报告了三个有用的技巧：（1）问参与者他们更喜欢哪种奖品/激励并告诉他们正在靠近这个奖品；（2）在扫描过程中增加强化率，参与者完成后续部分的扫描可以获得奖励；（3）在成像扫描期间提供一个"视觉路线图"，参与者可以跟踪他们的进展和收益。相对于实验结束时参与者获得标准奖励的研究，这些方法的实施显著地提高了任务的遵从性（例如：完成或卷入 fMRI 任务中）（Schlund et al.，2011）。

3.7　分析

我们通过大脑成像技术了解了很多关于大脑发育的知识。许多研究者用它来比较成人和儿童和/或青少年大脑功能的差异。听起来很简单，对吧？不幸的是，事情并不是那么简单。实际上，在分析数据时有很多方法上的考虑。在这一节中，我们将讨论在发展中的大脑的成像工作中出现的一些分析性挑战（以及如何解决它们）。想知道更多详细内容，读者可以去回顾一些研究者的文章（Church，Petersen，and Schlaggar，2010）。

3.7.1 成绩差异

差异研究的固有假设是，年轻人和成年人在大脑功能和行为上可能存在差异。在比较任何两个群体时，比如健康的对照组与临床组，这都是一个令人关心的问题。可以肯定的是，一项对健康的成年人来说简单的任务，对儿童来说则是很大的挑战，在某种程度上也会对青少年造成更大的挑战。任务的成绩差异在大脑成像分析中产生了潜在的混淆。正如丘奇和他的同事所描述的，"观察到的两个群体之间的任何激活差异都可能是由于其中一个群体不太成功的表现（例如，漫不经心、对指导语的误解、猜测），而不一定是因为这两个群体成员的大脑在加工任务时存在根本差异"（Church et al.，2010）。不一致的行为表现意味着，在两个群体中大脑没有进行相同的认知操作，所以在这种情况下观察到的大脑功能的任何差异，实际上可能并没有揭示真正的发展差异。举例说明这一点可能是有帮助的：想象一下，当青少年和成年人在接受扫描的时候，每个人都被要求观看一幅图片。如果他们都看一张苹果的照片，青少年显示大脑的 A 区得到激活，而成人则显示大脑的 B 区得到激活，那么我们就可以得出结论，他们的大脑对苹果照片的处理方式不同。然而，如果青少年看到的是一张橘子的图片，而成人看到的是一张苹果的图片，他们的大脑显示出不同的激活，那么我们就不能由此得出他们用不同方式加工苹果的图片。为什么？因为这些青少年实际上并没有开始加工苹果。同样的原则也适用于成绩差异。如果青少年和成年人以不同的方式加工一项任务（他们在任务中的不同成绩可以作为证明），那么期望在他们的大脑中看到相似的激活便是不合理的。出于这个原因，很重要的一点是，尽可能地使行为难度和任务理解对两个群体而言是同等的。

　　我们并不总是能校准任务难度，使其适合两组参与者。在这些情况下，研究者有时依赖成绩匹配技术。用这种方法，两组可以执行相同的任务。就像任何认知任务中固有的一样，有些人会表现得更好，有些人在这个任务上的表现会比其他人差，与年龄无关。在这两组参与者中，也会有一些成绩变异。在分析数据时，研究者利用这种变异，根据行为表现对个体进行分组，而不是严格按照年龄。这样就分出四个小组：一个表现优异的成人组，一个表现不佳的成人组，一个表现优异的青少年组，一个表现不佳的青少年组。图 3.9 中提供了这些组的说明。然后对在行为上最相似的组的大脑进行分析。正如你在图 3.9 中所看到的，最相似的组是表现不佳的成年人和表现出色的青少年（用白色柱子说明）。在一项成绩匹配分析中，比较的是这些组的大脑激活。布朗和他的同事（Brown et al., 2005；Schlaggar et al., 2002）使用这种分析方法来识别：（1）仅当组间成绩不同时，表现出组间差异的大脑区域；（2）即使在成绩匹配的情况下，依然表现出组间激活差异的大脑区域。换句话说，他们发现了那些显示出真正的发展差异的脑区（那些尽管行为上的相似性，但依然表现出了激活差异的脑区），和那些因行为表现混淆而出现激活差异的脑区。尽管有人担心这种方法会是结果出现偏差，因为包含了最迟钝的成年人和最聪明的青少年，但它提供了关于行为对年龄群之间大脑激活影响的重要见解。

　　另一种解决成绩问题的方法是避免完全分组。相反，研究者将成绩变量作为感兴趣的协变量。这种方法使我们能够确定任务表现的变异是否与大脑激活的变异有关。如果是这样的话，那么任务准确性的提高就会与大脑以线性方式增加（或减少）的激活联系在一起。

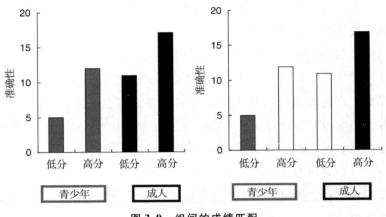

图 3.9 组间的成绩匹配

将青少年和成年参与者分别分出认知测试得分较高组和认知测试得分较低组（左）。青少年组中的得分较高的参与者与成人组的得分较低的参与者（白柱）（右）进行比较。

3.7.2 任务 B

丘奇、彼得森和施拉格尔（Jessica Church，Steven Petersen，and Bradley Schlaggar）创造了词"任务 B"问题，用来形容潜在的灾难，但令人惊讶的是，忽视了方法问题。要理解这个问题，我们首先要记住，fMRI 数据的神经成像分析一般是通过比较两个条件来进行的：通常这些情况包括一个心理条件和一个似乎与心理条件无关的"控制"条件。这种心理条件被称为"任务A"，控制条件被称为"任务 B"，例如，那些对识别看人脸时的大脑激活感兴趣的科学家已经进行了一些研究，其中的任务 A 包括向参与者展示脸部照片。在这些研究中，任务 B 包括向参与者展示一些其他非脸部刺激（如房屋）的图片。这种方法背后的逻辑是，从任务 A 的大脑活动中减去任务 B 的大脑活动。我们可以消除两种类型的刺激都需要的大脑激活，然后隔离任务 A 所需要的特定的激活。假设大脑中的某个区域对所有客体做出反应，包括房屋和面孔，而大脑的另一部分只对面孔作出反应。从任务 A（大脑对脸部的反应）中减去任务 B（大脑对房屋的反应）则会得出只对面部的激活。

就其本身而言，减法分析没有问题。然而，当考虑到两组在年龄或其他因素上存在差异时，问题就出现了，因为这一分析取决于任务 B 会在两组中引发相同激活的假设。在比较青少年和成年人时，这种假设会导致对数据的不准确解释。事实上，许多发展认知神经科学的研究在每个组中进行了减法分析，之后比较了不同年龄群，然后解释结果，很多研究只是简单地比较了青少年的任务 A 和成人的任务 A，这是不精确的，因为比较实际上应该在（青少年的任务 A－青少年的任务 B）和（成人任务 A－成人任务 B）之间进行的，所以重要的是要考虑到任务 B 在不同组之间可能有所不同。如果两个组的成员招募自不同的区域，或者大脑激活的模式不同，或者都对任务 B 做出响应，那么不同组间任务 A 减去任务 B 得到的结果就会不同。图 3.10（改编自丘奇等人，2010）生动地说明了这一点。我们已经添加了任意的数字来帮助解释这个图形。请注意，每组的解释不同，因为在青少年组中，任务 B 的激活程度有差异。在左边的图形中，任务 B 在成人和青少年中的激活是相等的。在右边的图形中，与成人相比，任务 B 在青少年中的激活明显更大。左边图形的整体解释是，相比成年人，青少年表现出更大的激活，因为他们在任务 A 中的整体激活是 10（青少年任务 A 中的激活－青少年任务 B 中的激活＝20－10＝10），而成人的整体激活是 0，因为他们对任务 A 和

B 的反应相同（成人的任务 A － 成人的任务 B ＝10 －10 ＝0）。右边图形的总体解释是，成年人与青少年没有什么不同。然而，这是不正确的，青少年实际上对任务 A 的反应比成年人更灵敏，但却被掩盖了，因为青少年在任务 A 和 B 中的大脑激活相同。

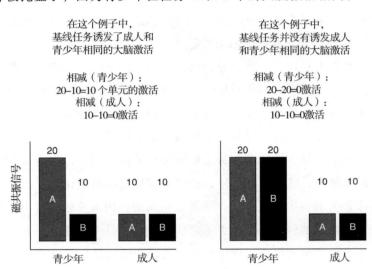

图 3.10　任务 B 的图示

对"任务 B"问题的方法论意义上的解决方案是什么？一种方法是直接比较两组在任务 B 上的情况（成人的任务 B －青少年的任务 B），如果没有差异，则继续进行标准的减法分析（实际上证明了左边的图形是正确的）。另一种方法是在一个 2（任务）×2（组）方差分析中检查交互作用，然后使用事后分析来确定哪个组和/或任务产生了效应。最后，功能性磁共振成像技术可以用来估计对单个试验类型的血流动力学反应。

3. 7. 3　生理差异

从功能性磁共振成像数据中得出的大脑图像基于血氧依赖水平反应，如上所述，这反映了在心理加工过程中血氧的净增加。因为青少年（和儿童）的神经血管系统可能与成人不同，所以研究者担心青少年和成人之间的发育差异仅仅是这种混淆的反映，而不是对心理加工的神经反应的真正差异。幸运的是，发展神经科学家进行了细致的实验，以确保事实并非如此。如果神经血管反应的差异导致了观察到的年龄群之间的血氧依赖水平差异，那么不管认知任务如何，一个群体总是表现出更强烈的神经活动。但事实并非如此，因为研究表明，有时青少年在心理加工过程中会表现出更大的激活，有时成人的激活更大（Brown et al. , 2005）。此外，根据参与者的任务，在不同组中，不同的大脑区域的神经激活存在差异，这表明，尽管大脑在神经血管系统上存在差异，但我们观察到了群体差异。也许最有力的证据是，在执行一项非常简单的视觉处理任务时，青少年和成人在任务期间的激活模式是相似的，也就是说，当认知加工处于最低水平时，因为参与者仅仅被要求看在屏幕上的简单形状，大脑的激活是没有区别的。

3. 7. 4　解释组间差异

在这本书中，我们将会读到很多有趣的研究，这些研究报告了青少年和成人如何处理心理或认知信息的差异。你可能会注意到，有时研究报告显示，与青少年相比，成人的大脑激活更多；有些时候，与成人相比，青少年大脑中的激活更多。也许这并不太令人惊讶，因为我们将测试不同认知过程的差异。然而，我们也会看到，测试相同认知过程的研究之间也存在这些差异。这是否意味着其中一项研究是错误的？不一定。请记住，每一个认知过程，例如认知控制，通常都是由多种类型有细微差别的加工组成的。然而，一项研究将使用"认知控制"这个词来指代反应抑制（抑制运动反应的行为），另一项研究则用它来描述冲动（一种突然而没有预先思考的行为）。因为这些研究实际上是在检查同一枚硬币（认知控制）的不同方面（抑制对冲动），激活模式可能不同。

另一个需要考虑的问题是，心理学家和神经科学家使用各种计算任务来研究同样的现象。事实上，有网站（www. cognitiveatlas. org）列出了超过 600 个认知任务，用来测试 700 个心理结构。很幸运，这个领域有这么多的任务选项，但是你可以想象每个任务将会有不同的参数，包括不同的刺激、任务持续时间和指令，这些参数可能会改变参与者的表现方式，以及大脑如何处理它们。

更复杂的解释是，认知神经科学家仍在困惑之中。从加工的角度来看，更大的（相对较小的）激活意味着什么？更大的激活意味着大脑是"更好的"还是意味着它被损伤或不成熟？在发展认知神经科学研究中，这些问题是至关重要的。简单的回答是，将值分配给更大或更小的激活是无意义的。现在，一个更长的答案是：推论更多的激活是有益的，这是"越大越好"这一概念的残余假设。在大脑结构或大脑激活模式方面，这个想法是不正确的。与此相反，一些研究人员得出结论，较小的激活，特别是当成年人表现不活跃的时候，是更"有效"处理的表现。这种解释也是有问题的。有研究者雄辩地描述了为什么效率论在解释大脑激活的群体差异时是不令人满意的（Poldrack，2015）。建议你去阅读他关于这个主题的文章，因为我们只讨论其中的要点。当用来解释激活的群体差异时，效率是为了表达一个群体消耗较少的代谢能量来执行相同的任务或计算。然而，这些文章中很少讨论未被探索的原因，它们也可以解释群体间激活的差异，"看起来像"一个组的能量消耗更少。

首先，计算背后的认知过程可能是不同的。仅仅因为青少年和成人被要求执行同样的计算任务，就假设他们以同样的方式使用他们的大脑是不合适的。您可能认识到，这个想法类似于在讨论成绩差异时引入的概念。尽管计算任务可能是相同的，但是"主体为了符合实验者的要求必须执行的元任务"可能在不同的组之间有所不同（Poldrack，2015）。元任务包括功能性磁共振成像环境所施加的要求，包括在一个陌生的地方独自躺很长时间。

其次，大脑如何解决一个问题，不同个体之间不同，不同年龄群体之间当然也不同。相对于年轻群体，成年人可能依赖于额外或不同的大脑区域来执行一项任务，相应地会减少研究感兴趣的大脑区域的局部激活。尽管全局激活是相同的，但总的来说，可能会显得不那么活跃。因此，重要的是要考虑不同组的计算是否相同。

最后，也许最符合效率的概念，是考虑"神经能量学"的差异。神经能量学是指神经活动的能量消耗。神经元使用许多不同的能量途径，包括氧化磷酸化（Sibson et al.，1998），有氧糖酵解（Fox，Raichle，Mintun，and Dence，1988），以及酮体（Sokoloff，1973）的新陈代谢。在不同的发展阶段，它们会有所不同。这是相关的，因为这些途径在能量效率上有很大的不同，这可能会影响神经激活模式，这取决于特定年龄使用的途径。例如，对这些途径的比较表明，有氧糖酵解在儿童时期占主导地位，也许是因为糖酵解的区域增长与突触发育有关（Goyal，Hawrylycz，Miller，Snyder，and Raichle，2014）。因此激活的年龄差异可能反映了不同的"效率"，但实际上可能是一个系统利用不同的代谢资源的结果。更好地理解神经能量在发育过程中的发展变化及其与功能性成像信号的关系，可以提供重要的校准，以帮助了解在成像研究中，发展在多大程度上影响了神经元与能量的差异。

总而言之，声称一个发展小组比另一个更有效率通常是一个不令人满意的解释。一个更好的方法是提供潜在的理由来解释激活的差异。一个小组在与大脑激活有关的任务中会表现出更好的准确性吗？是否会有一组人将更大的认知计算投入到辅助任务中，比如保持静止，这与任务有没有直接关系？在一个特定的大脑区域，潜在的神经递质可用性有发展上的差异吗？考虑到这些更深层次的解释，最终将使人们对大脑活动的发育差异和它们背后的意义有更深入的了解。

本章小结

- 脑部扫描结果是一张通过核磁共振成像磁铁拍摄的图片。
- 研究大脑的工具有两类：评估大脑结构和评估大脑功能的工具。结构性核磁共振成像可以产生大脑的解剖图像，而功能性核磁共振成像则会产生大脑"运动"的功能图像。
- 功能连接考察大脑区域之间的交流和连接。
- 静息状态的 MRI 用于视觉化大脑结构和功能，而没有研究人员强加的认知测试。
- 多体素模式分析（MVPA）是一种更新的工具，它可以让研究人员确定来自一组体素的大脑活动的多重模式如何对行为做出贡献。

- 电生理学工具，如脑电图，比成像工具有更好的时间分辨率，但不能提供相同水平的大脑结构的细节。
- 招募青少年参与者对于获得良好的数据是很重要的。
- 数据分析问题涉及行为表现、任务动机和运动的年龄差异。

问题回顾

1. 哪些工具使用计算任务，哪些不用？
2. 列出两种大脑研究工具并列出它们的优点和缺点。
3. 为什么在不同年龄群体间，平衡行为困难和对任务的理解是很重要的？
4. 什么是"任务 B"问题？

延伸阅读

Church, J. A. Petersen. S. E. , and Schlaggar, B（2010）. The "Task B problem and other considerations in developmental functional neuroimaging. *Human Brain Mapping*, 31（6）, 852－862.

Galván, A. Van Leijenhorst, L, and McGlennen, K M.（2012）. Considerations for imaging the adolescent brain. *Developmental Cognitive Neuroscience*, 2, 293－302.

Goldenberg. D, and Galván. A（2015）. The use of functional and effective connectivity techniques to understand the developing brain. *Developmental Cognitive Neuroscience*, 12, 155－164.

Poldrack, RA（2015）Is "efficiency" a useful concept in cognitive neuroscience? *Developmental Cognitive Neuroscience*, 11, 12－17.

第4章　大脑的可塑性

学习目标

- 了解大脑的延展性。
- 描述大脑如何对环境做出反应。
- 了解神经可塑性的内在神经机制。
- 理解神经可塑性为什么能对个体发育和行为产生影响。

4.1　引言

你上一次有"啊哈"这一恍然大悟感觉是什么时候？也就是你感到茅塞顿开，突然有了一个灵感、想法或理解某件事情的时刻？也许是你从一堂课上学到了什么东西，或者是你做了一个一直让你纠结的重大人生决定。"啊哈"时刻是一种学习、改变观点、解决长期困扰的问题的感觉。神经学家可能会说，这是一种神经可塑性（也称为大脑可塑性）的感觉，它指的是大脑中的变化。"可塑性"来源于希腊语中的"plastos"，意为"塑造"。可塑性是指能够经历形状改变的能力。每当你有一种新的想法或产生新的记忆，无论你是否意识到，大脑都会发生变化。得知大脑非常具有延展性，你可能会感到很惊讶。大脑在对新的经验、社会互动和学习机会作出反应时，会不断地重塑、完善自己。这一现象在儿童和青少年发育时期尤其突出，此时大脑正快速发展。在这一章我们将学习，为什么可塑性是发展、学习和适应变化的内在机制，以及为什么它会导致精神病态和成瘾行为。这些强大的改变因子引发了神经系统重要的、明显的结构可塑性和功能可塑性。理解这些概念，将对我们学习整本书的所有主题奠定基础。

4.2　神经可塑性

在《心理学原理》（1890 年）一书中，威廉·詹姆斯首次将"可塑性"一词引入神经科学，指的是人类行为对适应的敏感性。在詹姆斯提出该观点 15 年后，西班牙神经科学家拉蒙·伊·卡哈尔指出，行为适应在大脑中必须有解剖学基础，并在《*Textura del Sistema nervioso*》（1899 年）中创造了"神经可塑性"一词。自从有了这些重大发现，神经科学家们一直在努力研究行为改变和大脑变化之间的相互关系。神经可塑性是指大脑中的变化，或者是神经通路，或者是突触，又或是两者兼而有之，这些变化都是根据环境经验或使用而产生的。这是整个生命周期神经系统正常的发展状态。尽管神经可塑性目前成为一项广泛研究，但是，多年来，人们一直认为大脑是一个在生理上静态的器官，在出生后并不会发生多大变化。谢天谢地，这不是真的。因为果真如此的话，我们人类学习和成长的能力将会受到很大的限制。事实上，在一生中，你已经学习和将要学习的一切都是可能的，因为你的大脑可以整合和使用新的信息。

4.3 可塑性的神经机制

半个多世纪以前，唐纳德·赫布（Donald Hebb）建立了一个理论框架，描述了一种现象，即大脑适应以经验和发展为基础的环境（Hebb，1949）。根据神经可塑性理论，思维和学习改变大脑的生理结构和功能组织。这就意味着，你的大脑此时此刻极有可能正在发生改变，因为你正在了解学习如何改变大脑！可塑性涉及的基本机制包括神经发生（新神经元的诞生）、细胞的程序性死亡和依赖于活动的突触可塑性（通过反复使用来改变突触强度）。对突触的重复刺激可以引起所谓的神经传递长时程增强或长时程抑制，这一点我们将在本章后面再进行论述。因此，这些变化与树突棘和神经回路的生理变化有关，这些变化最终会影响行为。这些机制在大脑获取新信息、适应快速变化的环境以及从损伤中恢复方面发挥了重要作用（Johnston，2009）。

4.3.1 神经可塑性的机制

神经可塑性过程中主要包括两种情况。一种是**神经发生**（neurogenesis），指新神经元的诞生；另一种是**突触发生**（synaptogenesis），即新突触的产生。

4.3.1.1 神经发生

神经元是大脑中的神经细胞。新神经元的产生主要发生在出生之前。正是这个过程使不断生长的大脑充满活力。在出生后和成年动物中，神经发生主要局限于海马的齿状回，以及经脑室下区连接大脑侧脑室的嗅球。也有一些科学家认为，神经发生也发生在新皮层（Gould，Reeves，Graziano，and Gross，1999）。但是，这一发现并未被普遍接受。

什么导致神经发生？除了正常的神经元转换外，神经发生是由某些环境因素触发的。练习和丰富的环境会促进新神经元的诞生。而另一方面，长期压力会导致神经发生的减少，我们将在本章最后再讨论这个话题。神经发生也是因为有机体在生存时需要新的或额外的神经资源以支持其做出与生存有关的重要行为。这方面最好的例子来自对鸣禽的有趣研究。20 世纪 80 年代初，洛克菲勒大学教授费尔南多·诺特博姆（Fernando Nottebohm）提出假设，当鸟类学习新歌曲时，它们会产生新的神经元来支持新歌的有关信息。为了验证这一假设，他研究了成年金丝雀，它们每一季都会用新歌向雌性金丝雀求爱，以实现求偶的目的。他用一种名为溴脱氧尿苷（Brdu）的染料标记神经元，这种染料通常用于检测新细胞。诺特博姆博士发现，每当成年金丝雀学会一首新歌时，它就会长出新的神经元。事实上，雄性金丝雀大脑中控制歌曲创作区域的大小在春天达到顶峰，此时，交配的需要要求追求者表现出最强的音乐才能。同一个大脑区域在夏天会缩小，因为此时鸟类不需要交配。到了秋天，又到了学习和排练新旋律的时候了，大脑区域又开始扩展。这一发现之所以引人注目，不仅是因为它取代了神经生物学的一个核心教条（当神经元死亡时，它们不会被新的神经元所取代），而且它直接把神经发生和动物的生活经历联系在一起。

4.3.1.2　突触发生

神经元之间的交流对于我们大脑的高效工作至关重要。神经元通过突触（synapses）进行交流，突触这种结构会使电信号或化学信号从一个神经元传递到另一个神经元，是神经元之间的连接部位。突触是神经元发挥作用的关键因素。通常有一个"发送者"神经元，也称为**突触前神经元**（presynaptic neuron），它将信息传递给它的邻居，我们称为"接收者"神经元。在突触中，发送者神经元的膜与接收神经元的膜紧密接触。通过一些复杂的分子变化，这两种膜暂时连接在一起进行信息传递。

突触包括两种类型，都代表可以在不同神经元之间传递的不同种类的信息。在**化学突触**（chemical synapse）中，突触前神经元的电活动有助于释放一种叫作神经递质的化学物质，它与位于突触后细胞表面的受体结合（见图 4.1）。在**电突触**（electrical synapse）中，突触前和突触后细胞膜由被称为**缝隙连接**（gap junctions）的特殊通道连接在一起。缝隙连接就像微型桥梁或隧道，它能够通过电流，导致突触前细胞的电压变化，从而引发突触后细胞的电压也发生变化。

突触发生（synaptogenesis）是指神经元之间突触的形成。神经元形成新的突触来整合新的信息。正如下面所详细描述的，每当你学习新的东西或形成新的记忆时，信息就会被存储在许多神经元中，所以，一旦一个神经元接收到这个信息，它就需要将信息传递给多个神经元。如果"发送者"神经元与"接收者"神经元之间还没有交流通道，那么就会有突触发生，以形成两者之间的交流通道。打个比方，我们可以把它想象成，每当你交到一个新朋友或遇到一个相关的生意伙伴时，就在你的通讯录上添加一个新的联系人。随着时间的推移，你可能会频繁地与其中的某些人进行交流，而很少与另一些人接触，这可能会导致你把那些不太接触的人从通讯录中删除。新的突触也是如此。每当突触发生时，我们并不知道，这两个神经元将来会成为频繁的交流者，还是两者之间的关系会随着时间的推移而减弱。大脑的灵活性允许任何一种结果的发生。

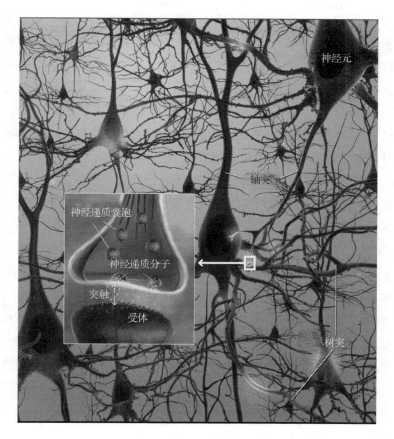

图 4.1　某个化学突触

神经递质从突触前神经元的神经递质囊泡释放到两个神经元之间的间隙（突触）。神经递质分子附着在突触后神经元的受体上。

4.3.1.3　长时程增强

　　长时程增强（long－term potentiation，LTP）是神经科学中公认的一种现象，指的是两个神经元之间信号传输中的一种持续增强效应。LTP 是在最近活动模式的基础上突触强度持续加大。

这意味着，由于两个神经元之间传递的信息非常有价值，足以重复发生，从而导致两个神经元之间的交流增强。换句话说，随着时间的推移，信息的流动（以化学信号或电信号的形式）改变了突触的强度，并最终改变了突触的数量。重新参考通讯录的类比，与一个新朋友（也就是突触）加强联系增强了突触的强度。这种现象是可塑性的基础。当新的信息（或记忆）长期被编码时，就会引发长时程增强（LTP）。

LTP 能够同步激活突触前和突触后两个神经元的活动。突触前神经元的活动引起兴奋性神经递质谷氨酸的释放，它能够与突触后神经元的 N－甲基－d－天冬氨酸（NMDA）受体结合并打开受体。NMDA 受体专门与谷氨酸结合，是神经元中的一种离子通道蛋白。它对控制突触可塑性和记忆形成具有重要意义。突触后神经元的活动导致镁离子从 NMDA 受体通道开放时移出，否则它们会起阻碍作用。钙离子随后进入突触后神经元，在那里它们参与一系列的分子改变，最终提高突触的整体效能。因此，在这个过程中，突触前神经元和突触后神经元的激活都是必要的（Munakata and Pfaffly，2004）。图 4.2 对这个复杂的过程进行阐明。

4.3.1.4　长时程抑制

长时程抑制（longterm depression，LTD）与长时程增强相反。它指的是两个神经元之间的交流减少后，突触强度的下降。这类似于，当你意识到自己很少与某些新朋友或生意伙伴联系时，就会清理你通讯录中的联系人。这个过程确保了大脑不会将宝贵的新陈代谢能量消耗在没用的突触上。LTD 是多种过程其中之一，它帮助选择性地弱化某些特定的突触，以便建设性地利用 LTP 引起的突触增强。如果所有的突触都被允许继续以指数级

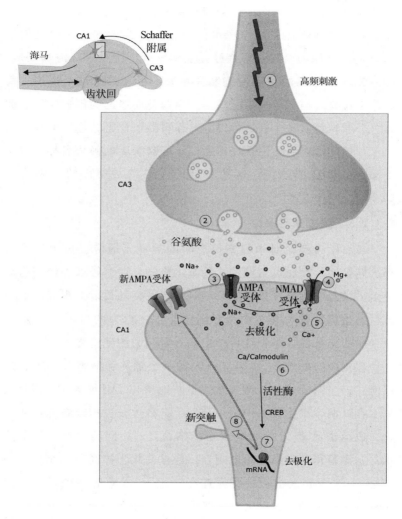

图 4.2 长时程增强（LTP）的图解

高频刺激（1）引发突触前神经元释放谷氨酸（2）。钠离子的流入（3）导致化学变化（4－6），引发 LTP（7），通过重复不断的刺激，会导致新的突触和 AMPA 受体（8）。

的强度增强，那么它们最终会抑制新信息的编码。虽然突触前神经元释放的神经递质减少也可能发挥了一定的作用，但是发生LTD 的主要原因是突触后神经元受体密度的降低。在海马区域，LTD 对于清除旧的记忆痕迹非常重要。正是由于这个原因，曾经非常重要的信息现在可能只是一个褪色而遥远的模糊印象。搬到一个新城镇常常会有这种感觉，你可能还记得，你以前经常去一个很棒的咖啡店，但现在可能记不起咖啡店的确切名称，也记不起它具体在哪条街。这些细节的无关性帮助你的大脑通过LTD "忘记" 它们。

4.3.1.5　赫布学习理论

赫布学习理论对学习新信息时的神经元适应提出了一种解释。它描述了突触可塑性的一种基本机制，即突触前神经细胞对突触后神经细胞的反复和持续的刺激导致突触效能的提高。这一理论是由唐纳德・赫布在其开创性著作《行为的组织》（1949）一书中提出来的，是神经科学中最具影响力的理论之一。

根据赫布的观点，"当细胞 A 的一个轴突和细胞 B 很近，足以对它产生影响，并且持久地、不断地参与了对细胞 B 的刺激，那么在这两个细胞或其中之一会发生某种生长过程或新陈代谢变化，以至于 A 作为能使 B 兴奋的细胞之一，它的影响加强了。"从这一观察得出的基本论断现在已经被简化为神经科学领域的一句格言："一起兴奋的神经元连在一起"。随着时间的推移，同时重复活动的两个神经元或神经元系统会连在一起。这通常被称为 "赫布定律"，这种连接会导致对双方都有利的交换，两个神经元的突触都可以得到强化。

赫布学习理论与发展方面的问题密切相关。从这一理论中衍生出来的原理可以帮助解释整个发展过程中的一系列行为和变化。这包括关键和敏感时期（我们在下面将会看到）、规则学习、目标知识的发展、语言学习和发展以及行为灵活性（Munakata and Pfaffly，2004）。从环境中提取统计规律的能力是个体整个生命周期学习的一个标志，在出生后的早期发展过程中尤为重要。正是通过这种类型的学习，婴儿和蹒跚学步的孩子开始理解并注意环境中的模式（例如，婴儿可能会认为，每当哭泣时，照顾者就会把自己抱起来）。婴儿在短暂接触听觉或视觉刺激后，也能很好地学习规律（Kirkham，Slemmer，and Johnson，2002）。赫布学习理论通过更新相关神经电路中的信息，来支持这种统计学习。

4.4　关键期

你是否听过"你每天都学到新东西"这句话？确实如此。你的大脑会有记录。但是，想象一下，你的大脑是否储存了你学到的每一条信息？或者每天或者每分钟地改变它的结构？那样做会非常无效，而且需要消耗大量的新陈代谢能量，因为它需要每天或每分钟重组神经结构。那么，大脑是如何知道应该保留哪些信息或经验，又该丢弃哪些呢？这个问题至今仍然困扰着科学家，但是在过去的一个世纪里，我们学到了一些方法有助于解决这个问题。虽然大脑在整个生命中都会发生变化，但在生活的某些特殊时刻更容易受到环境输入的影响。大脑在特定的发展阶段，或反复发生的特定经验时，对环境更加敏感、更有反应。在本章的后面，我们将看到极端情况（反应过度或经历太多次的负面事件）对大脑的伤害。

在发育中的大脑的多个区域，神经回路可塑性明确提升的阶段，成为**关键期**（critical periods）（Levelt and Hubener，2012）。关键期一词有时作为敏感期（sensitioe period）的同义词使用，但实际上，两者是不可互换的。关键期是一段狭窄时期，输入到有机体的特定信息是预期的。它们代表了大脑最容易受环境影响（或最不易受影响）的时期。举个例子，如果婴儿在出生的头几个月没有看到光线，那么视觉神经元和回路就不会正常发育。敏感期指的是某些类型的学习机会，但它们并不是严格地与特定的年龄段或时间段相联系。与关键期相比，它们的时间跨度也更长。在某个敏感期，如果缺乏某种类型的学习机会，它并不会永远消失（但对于关键期而言却是如此）。简而言之，敏感期是整个生命周期中学习过程比较容易的时期（比如，在年纪小的时候学习语言比较容易，但年龄较大时再学习也并非不可能），这取决于个体的个人经历。

4.4.1　经验—期待机制

有机体是如何知道期待哪些特定输入或特定经验的呢？正如一些研究者和他的同事做出的定义，经验－期待机制利用环境信息，在进化史上，这对于物种的所有成员来说都是共同的。神经系统开始"期待"正常发展过程中的某种经验，形成感觉和运动神经系统。经验－期待的过程似乎已经进化为一种神经准备，以纳入特定的信息（Greenough，Black，and Wallace，1987）。以人类视觉系统为例。人类是高度重视视觉的生物，他们依靠视觉在世界上生存（啮齿类动物则相反，它们更多地依赖于嗅觉系统）。如果婴儿出生后没有很快地接触到视觉信息，那么构成视觉系统基础的神经回路就会发育异常，因为大脑没有接收到预期的视觉输入。这一点在 20 世纪 60 年代由威塞尔和休贝尔进行的开创性实验中揭露出来。他们使用一种叫作**单眼剥夺**（monocu-lar depriuation）的实验技术来研究视觉系统的可塑性，即在高皮质可塑性期（在啮齿类动物出生后大约一个月），将动物一只眼睛的眼睑缝合。他们首先在猫身上采用这种实验技术，因为猫的视觉系统与人类相似。

他们将注意力集中在丘脑外侧膝状核的眼优势柱（神经元的带状组织，分别代表每只眼睛的视觉信息），研究发现，当一只眼睛被缝合两个月后，它们明显被重组（Wies and Hubel，1963）。在后来的研究工作中，他们论证了这一效应在解剖学上的重组：（1）神经元带中较薄的柱代表被剥夺的那只眼睛，表明这些神经元已经萎缩（2）明显增大的柱代表睁开的那只眼睛。这些结果表明，单眼剥夺导致了一个竞争过程，在这个过程中，代表那只睁开的眼睛的柱状体与其他神经元的连接变得更紧密，而那些代表被缝合的眼睛的柱状体与其他神经元的连接变得更少（LeVay，Wiesel，and Hubel，1980）。在神经生理学层面上，被剥夺的眼睛在功能上与其他视皮层神经元分离。重要的是，这项研究结果表明，在发展的期望阶段，剥夺动物的期望信息（这项研究中是视觉信息）会导致神经可塑性以异常神经组织的形式出现。如果出现正常的经验模式，则观察到正常的神经组织模式，但如果出现异常经验（比如视觉剥夺），则会出现异常的神经组织模式（Grecnou et al.，1987）。1981 年，威塞尔和休贝尔由于有影响力的科学贡献获得了诺贝尔生理学奖。

为什么我们会进化出对感官经验的期望呢？乍看起来，如果有机体在某一特定的关键发展时期没有接收到一套特定的输入，那么它被永久破坏似乎就没有进化意义。然而，进化是适应性的，这些机制并不是随机存在的。研究表明，所有幼小动物通过从环境中获得的经验，感觉系统可以发展出更强的性能和更快的速度。为什么我们在出生的瞬间就需要做好视觉输入的准备？因为进化史告诉我们，我们是视觉生物，要依靠这种感官模式来生存。想象一下，如果一个新生儿要等到出生后一个月或更长时间之后才能看到和体验视觉输入，那么他的视觉系统怎么知道如何组织呢？这个婴儿会错过发展的重要方面，如与照料者建立联系，体验促进视觉发展的边缘和对比，以及学习这个世界的颜色。相反，婴儿出生后立即就可以开始观察，因为他们的视觉系统已经为主要事件（就是出生！）做好了准备。尽管视觉系统在出生时仍在发展，但是它已经准备好参与这个世界。大多数人是在经历大约 9 个月的妊娠期之后出生，我们人类利用这一持续的妊娠期，组织感觉系统发展，而且不同个体之间的发育时间大致相同。你可以用这种方式来思考，感觉系统只是在为进化史告诉我们最有可能发生的事情做准备，我们出生时要接收视觉输入，因此要准备支持视觉处理加工所必需的神经回路。举一个具体的例子，想想上次你们镇从星期一到星期四下了整整四天的雨。到了星期五早上，你很可能会带着伞出门，因为你觉得那天会继续下雨。你提前做好了计划（带上雨伞），这就是一种经验—期待行为。

　　大脑究竟是如何为视觉输入"准备"视觉系统的？它通过逐步建立支持成功进行视觉处理所需的突触来做到这一点。图 4.3 中的图表是一个很好的例证，根据多年的研究成果，阐明了它的工作方式。它以函数的形式，表现了猕猴从受孕到死亡这一发展过程中初级视觉皮层突触的密度（y 轴和虚线上）。整个发展过程分为 5 个不同的阶段。在第一阶段和第二阶段，也就是受孕后不久和妊娠中期，突触密度相当低。但是在第三阶段，也就是在出生前后，突触密度开始稳步增加。出生前突触密度的上升，发生在第三阶段中间，恰恰是为有机体的出生做好准备，而出生后突触密度的上升代表了突触的快速增加，是对视觉输入作出的反应。大脑发育早期（产前）的突触形成爆炸式剧增，被称为旺盛的突触发生或突触过度产生。这一过程怎么做到恰到好处呢？物种似乎已经进化到这样的程度，基因只提供了感觉系统神经回路模式的大致轮廓，同时，由于出生的时间相当一致，有机体知道什么时候增加突触的数量，开始为出生做准备。然后，通过有机体的经验和特定的环境来填充粗略的轮廓。因此，经验依赖机制对每个人来说都是非常独特的，而且在不同个体之间的时间进程也不同。

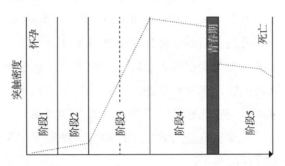

图 4.3　在发育过程中，突触密度要经历 5 个不同阶段的变化

在第一阶段和第二阶段，突触密度非常低，但在第三阶段（出生前）迅速增加。出生后突触的上升与有机体视觉输入的增加直接相关。第四阶段的突触密度保持相对稳定，大致相当于儿童时期。青春期后，第五阶段的突触稳定减少（突触修剪）。

　　在青春期前后，突触会发生显著变化。观察图 4.3，不仅突触发生的数量有限，而且大脑中的突触数量实际上也在减少！这个过程被称为突触修剪。类似于修剪这个词在园艺方面的意义，它指的是有选择地移除植物、树枝或根部阻碍生长的部分，神经元修剪是指消除对大脑没有帮助的神经元或突触。就像园艺一样，适时地修剪会促进健康的生长和开花。对于人类和大多数哺乳动物而言，有机体消除相对未使用或不相关的神经元和突触的"合适"时间正是青春期。

4.4.2　经验依赖的过程

对生活有预期当然非常好，但是生活总是充满意外。有机体如何才能适应每个人都无法预料或特定的事件？我们之所以能够适应，要归于经验依赖机制。在这种情况下，神经回路的变化是对有机体所经历的事件的反应，而不是对事件预期的反应。让我们重新思考一下上面关于预期下雨的例子。你预期那天会下雨，所以你带着伞出门。但是，假设那天实际上并没有像预期的那样下雨呢？你还会把伞举在头顶上吗？当然不会：你会调整你的行为，把伞放在包里。在这种情况下，你的行为依赖于你的实际经验（没有下雨），而不是你的预期（星期五要下雨），这就是经验依赖行为。金丝雀响应新歌曲而产生新的神经元便是经验依赖过程的一个很好的例子。

经验依赖的可塑性在青春期和成年早期似乎达到顶峰，并随着有机体年龄的增长，表现出逐渐持续下降的趋势。动物研究表明，特定脑区域的突触可塑性随着年龄增长而下降的状况，与神经认知障碍有关（Oberman and Pascual-Leone，2013）。

为描述经验依赖机制的特征，研究者们已经开展了大量的工作。这项工作大多涉及如何操作动物环境，要么通过刺激物来丰富环境，要么通过移除所有有趣的或"丰富"的物体来简化环境。这种环境复杂性范式（environmental complexity paradigm）

是由唐纳德·赫布（Donald Hebb）开创的，涉及下列三种条件中的两种或全部：（1）在环境复杂性（EC）的条件下，12 只动物为一组饲养在一起。它们被安置在一个大笼子里，里面放上许多玩具和物品，比如球、穴和梯子，而且这些物品每天都会被更换，以提供一个让动物持续感到兴奋的环境；（2）在社会性笼子（SC）条件下，动物成对放在标准的塑料鞋盒里，里面放上木屑、寝具、食物和水；（3）在个体条件下（IC），动物被单独安置在类似的环境不充实的笼子里。使用这种方法，研究者发现，动物所在笼子的复杂和富集程度不同，突触后结构有所差异。为了测量突触后结构，他们简单地测量树突野的总长度，就好像所有组成它的分支片段首尾相接连在一起（Greenough, Withers, and Anderson, 1992）。他们发现，在 EC 条件下，动物视皮层的树突野最大，它们的树突比 IC 条件中的老鼠大约多20%。SC 条件下，动物的树突数量居中。这些结果表明，处于更复杂环境下的大鼠形成了更大的突触的树突空间（Greenough and Volkmar, 1973）。重要的是，这些效应并不局限于视觉皮层：EC 条件下大鼠的颞叶皮层的树突野（Greenough, Volkmar, and Juraska, 1973）和海马齿状回（Juraska Fitch, Henderson, and Rivers, 1985）比 SC 和 IC 条件下更大。值得注意的是，在大鼠被分配到其中一种条件之前，其树突野或突触后结构并没有不同，这表明环境本身导致了神经结构的差异。

这些突触效应对行为有影响吗？大量研究表明，在复杂环境中饲养的动物在复杂任务上的表现通常优于单独饲养或社会饲养的动物，特别是在记忆测试方面。测试包括赫布－威廉姆斯迷宫（Mohammed, Jonsson, and Archer, 1986）、摩里斯水迷宫（Leggio et al., 2005）以及八臂迷宫（Galani, Coutureau, and

Kelche，1998），所有这些都是测量大鼠空间学习和工作记忆的方法。例如，在学习赫布－威廉姆斯迷宫时，EC 条件下的动物犯的错误比 IC 条件下的动物犯的错误少（Hymovitch，1952）。有趣的是，EC 条件下动物的优异表现并不能简单地归因于更强的视觉加工，因为研究表明，即使是失明的大鼠，也是在 EC 条件下的记忆测试中表现优于 IC 条件（Rosenzweig，Krech，Bennett，and Diamond，1962）。

4.5　人类可塑性的神经影像学证据

4.5.1　成年人研究

我们在第 3 章中提到研究方法的局限性，它使得我们不可能在人脑中看到突触可塑性。但是，我们确实有能力用神经影像学和神经生理学的工具来观察可塑性的影响。利用这些技术，可塑性可以作为功能活动和解剖连通性的变化来研究，也可以作为行为的变化来研究，而行为的变化是通过学习、记忆和适应来评估的。利用结构和功能磁共振成像（MRI）和弥散张量成像（DTI）进行的脑成像研究，提供了激活模式和结构改变的证据，这些暗示了可塑性的变化（Guye，Bartolomei，and Ranjeva，2008；VossandSchiff，2009）。这些回路的改变被研究人员认为是对细胞和突触水平发生变化的间接测量。

关于可塑性的神经影像学研究倾向于采用两种主要的实验方法。第一种方法是横截面方法，就某种特定技能，对专业水平不同的个体进行比较，找出与该技能相关的神经结构或功能方面存在的差异。其中有一项关于经验对大脑的影响的研究表明，伦敦出租车司机的后海马比对照组大，与驾驶经验的时间长短成比例（Maguire et al.，2000）。这项研究表明，海马回作为空间表征的关键，随着驾驶经验的增加，其结构发生了改变。后续的研究表明，使用各种训练范式可使结构发生变化，比如复杂的视觉运动任务（如杂耍）（Draganski et al.，2004）和音乐训练（Zatorre，Chen，and Penhune，2007），每一次训练都使运动皮层灰质和顶沟区域发生变化。反之亦然，经验的减少导致相反的结果，正如肢体截肢，它与大脑皮层的功能重组有关（Flor et al. 1995）。

音乐家是这类研究比较欢迎的研究对象，因为他们的音乐技能有很大的差异，而且他们的技能是跨领域的（通常涉及运动皮层和听觉皮层）。一项研究表明，与非音乐家相比，弦乐演奏者左手手指的皮质表征更强烈，而且这种表征的程度与其开始演奏的年龄有关（Elbert，Pantev，Wienbruch，Rockstroh，and Taub 1995），这表明，随着时间的推移，演奏音乐的经历会导致音乐家的神经可塑性发生变化。这些研究表明，相关皮层的神经可塑性取决于使用情况，而且它会发生改变以适应个人的需要和经验。

训练和经验是增加还是减少神经元激活或者激活的程度，这一点尚有待讨论。一些研究表明，训练后的神经活动普遍减少（e. g Chein and Schneider，2005）。对这种现象的一个解释是，提升神经系统的参与度（导致更大程度的激活），充当脚手架的角色，帮助新手学会更好地完成手头的任务。但是，随着新手对任务越来越熟练，这种额外的帮助渐渐变得不再那么重要（Chein and Schneider，2005）。因此，通过训练，fMRI 信号的变化被概括为活动程度和/或幅度的减少。其他研究已经表明，训练或经验会导致神经活动普遍增加。（e. g. Karni et al.，1995：Westerberg and Klingberg，2007）。克林伯格和同事们的研究报告指出，儿童前额叶和顶叶激活程度的提高与工作记忆能力有关（Kling-berg，Forssberg，and Westerberg，2002）。在成年人的研究中，有几个小组报告说，在技能学习（Constantinidis and Klingberg，2016）和其他干预措施（如冥想）之后（Davidson et al. 2003）激活程度增加，意味着这些研究发现反映了实践可以补充皮质资源。

研究神经可塑性的第二个策略是在多个时间点检查参与者。在这种纵向研究中，参与者在整个学习或培训期间被多次检查。训练是一种通过让有机体经历某种特定经验使其充满经验依赖过程的方法。在人类中，功能神经激活可以在某项任务训练前、后（有时在训练期间）的认知任务中进行评估，并与没有练习的基线任务进行比较。然后，确定大脑活动是否随着任务的训练而发生变化。在一项研究中，一组成年人在数周内每天练习两次快速的手指动作（Karni et al.，1995）。每个参与者被随机分配一个序列，每天练习 10 ~ 20 分钟，持续数周，而另一个序列仅在fMRI 扫描期间进行。两种序列的初始精度没有差别，但经过 3 周的练习，练习序列的速度明显提高。值得注意的是，这些表现的改善在大脑中是可以观察到的。最初两个序列的脑激活并没有差异，然而到了 3 周之后，练习序列诱发的激活程度大于对照序列所诱发的激活程度。这个结果表明，反复练习改变了大脑！你之前或许已经知道，但现在你知道了这种效应的神经机制。这个例子是专门针对运动的，但是在其他领域，包括视觉注意力和记忆，也可以观察到这种效果。

需要强调的一点是，可塑性本身是塑性的，不一定是永久性的。有几项研究表明，一旦经验被移除，大脑中基于特定经验发生的变化就可以并确实恢复到基线水平。比如，接受过杂耍训练的人，大脑运动区域发生结构变化（正像磁共振成像所观察到的）（Draganski et al.，2004）。然而，一旦他们停止杂耍练习，杂耍所引起的结构变化又回到了之前的结构。

近年来，使用经颅磁刺激（TMS）取得的最新进展也证明了该工具在神经可塑性研究中的应用。自从它被引入以来，人们已经知道，在健康的成人参与者中，运动皮层的重复 TMS（rTMS）可以对皮质输出的兴奋性产生相对持久的影响（通常为 30~60 分钟）（Siebner and Rothwell，2003）。一项研究表明，TMS 在持续干预后 5 天内可引起听觉皮层灰质的明显变化（May et al.，2007）。

4.5.2　儿童研究

虽然大多数关于神经可塑性的研究都是在成年人身上进行的，但是这些研究产生了一些重要的启示，有助于指导发展研究。目前，已有一些基于儿童技能训练开展的可塑性研究发表。根据之前关于成年音乐家和非音乐家的研究，这些研究揭示了大脑区域的结构和功能差异与音乐制作有关（Schlaug et al.，2009：Zatorre et al.，2007），一项研究比较了接受 15 个月器乐训练的儿童与一组未接受器乐训练的儿童之间结构神经变化和行为变化的关系（Hyde et al.，2009）。接受私教键盘课程的儿童在音乐能力方面比未受过训练的儿童的表现更为优异，而两组儿童在非音乐任务的基线和测试之间没有表现出差异。此外，受过音乐训练的儿童在右中央前回、胼胝体和主要听觉区域表现出更大的结构变化（Hyde et al.，2009），与成年人的发现一致（Zatorre et al.，2007）。他们的数据为儿童早期训练引发的结构可塑性提供了新的证据。另一项研究也确认了小音乐家胼胝体的结构差异。根据每周的练习时间，研究人员将 5～7 岁的儿童分成三组：高练习组、低练习组和对照组（没有练习）。3 个组胼胝体大小的基线无差异，但是大约 29 个月后出现差异，高练习组儿童的变化最大（Schlaug et al.，2009）。

这些研究表明，发育中的大脑表现出类似于成人系统的可塑性。与强化训练或经验相关的行为改进与神经可塑性紧密相关（比如，训练后运动皮质激活程度增加）。这表明，在整个生命周期内，经验依赖机制并没有很大的不同。以前与经验期待机制相关的神经区域，如运动能力和语言，在发育过程中表现出高度的可塑性，这表明，在最初期待与环境相互作用的过程中，可能存在可塑性。

这些研究也带来了更多的问题，无疑将在关于这一主题的下一代研究中得到解决。首先，哪个神经系统在发育早期表现出更多或更少的与训练相关的可塑性？在婴儿期接受和学习语言输入的可塑性比生命其他任何阶段都要大得多。随着婴儿越来越多地接触到他们的母语，对语言作出反应的神经系统失去可塑性，而这种可塑性可理解为辨别外语语音和学习新的语言更加困难（Doupe and Kuhl，2008）。正是由于这个原因，许多成年人在学习新语言时都有口音。在整个生命周期中，类似这种极端的行为和神经可塑性丧失，而学习本身对可塑性施加限制，还有其他例子吗？其次，神经可塑性的时间尺度在发展过程中是如何变化的？也就是说，观察到的行为和神经变化在发育中的大脑中确实更快或不那么快地发生了吗？还有，参照语言文学，幼儿比成年人更快、更熟练地辨别外语（Snow and Hoefnagel－Hohle，1977）。最后，哪些行为由于时间锁定的经验期待机制不能通过早期暴露来"加速"？当然，青春期的局限至少对行为和神经生物学变化的可塑性施加了一些限制。

4.5.3　发育时间的可塑性

既然你对可塑性有了一点了解，你可能会问自己一个研究人员几十年来一直困惑的问题：认知和大脑的发展是否可以随着训练而"加速"，或因经验而延迟？动物实验表明，可塑性的"窗口"实际上是可以被操纵的。回到猫视觉系统的实验中，有研究者证明了这种效果（Cynader and Mitchell，1977）。记住，正常饲养的小猫，也就是说，在正常的光照条件下，在出生后的头两个月里对单眼剥夺的敏感度最高（Wiesel and Hubel 1963）。研究者发现，在黑暗中饲养到 6 个月、8 个月或 10 个月大的小猫，也就是完全不接触光线，在生命的头 2 个月之后，对单眼剥夺效应仍然高度敏感。这表明，当大脑在异常情况下生长时，大脑仍处于一种可塑性（或灵活）状态，远远超出了正常状态。对于人类而言，旨在解决这些问题的最有洞察力的实验已经在婴儿身上进行了。除了可爱和有趣的玩耍，婴儿还教研究人员更好地认识了基本认知和可塑性。在这些实验中，研究人员引进了一些工具，这些工具可以促进早期运动技能的发展，使这些行为在普遍出现的年龄之前出现。

尽管新生儿的生活看起来很轻松，大部分时间都在睡觉或吃饭，但他们实际上正处于需求非常大的阶段。婴儿一出生就在努力学习基本的技能，比如自己吃东西，认出照料者的脸，用哭声使自己的需要得到满足。一般来说，婴儿要到 5 个月大时，才会有系统地去够物体（Butterworth and Hopkins，1988），很可能是对之前相对不成熟的大动作技能的反映（比如，手臂和手的力量，精细动作控制（Halverson，1933）。研究人员巧妙地利用了这种延迟的运作发展来检验可塑性是否可以通过"加速运动技能"来操纵。通过给婴儿提供他们在某个年龄之前通常不会接触的脚手架工具，可以训练他们比正常人更早地表现出运动特征。

在某项研究中，使用"丰富经验"来测试3个月大的婴儿，此时的他们还没有表现出自发的伸手够和掌握的技能（Needham，Barrett，and Peterman，2002）。丰富经验包括在婴儿家里举行的父母引导的12～14个简短的物体游戏环节。在游戏环节，婴儿坐在父母的膝盖上，坐在桌子旁，戴着手套，手套上用软的尼龙搭扣覆盖着手掌。在婴儿前面的桌子上有一些小的、轻巧的物体，边缘覆盖着，放在尼龙搭扣相应的一侧。只要快速地滑动一下手，婴儿就可以很容易地"捡起"一个贴在手套上的物体。实验阶段结束后，实验条件下的婴儿和控制条件下的婴儿（不玩黏手套的游戏）都会被带到实验室，被评估探索物体的技能。与对照组的婴儿相比，即使不戴黏手套，有丰富经验的婴儿对新物体也表现出更好的伸手去够的行为。这些数据表明，经验可能是发展过程中的一个关键制约因素。而且，实验也表明可塑性可以加速！

另一个研究小组使用了一个不同但同样出色的实验来测试婴儿。在这种范式中，目标是确定婴儿是否可以通过训练在常规发展之前独自操作物体（Rovee‑Collier and Hayne，2000）。研究者将一条带子的一端系在婴儿的脚踝上，另一端系在头顶上方婴儿床的风铃上。不明确告诉婴儿踢腿去移动风铃（即使他们想要，他们也不能，当然因为婴儿不会说话！），研究者注意到，随着时间的推移，婴儿学会了踢脚和风铃运动之间的联系。起初，这是偶然发生的，因为婴儿随机地踢了一下腿，然后注意到这一运动导致了头顶上风铃的移动。一旦婴儿意识到这种联系，他们踢腿的频率便急剧上升。他们了解到，自己的运动行为与一种奖励（风铃移动）联系在一起。踢腿和风铃移动的这种经验是否会泛化到其他能力，依然是一个悬而未决的问题。尽管如此，这些实验表明，那些看似发育受限的行为实际上可以在发育时期被操纵。

4.6　为什么可塑性是适应性的？

为什么我们人类的进化方式会允许（甚至鼓励）身体中最脆弱和最重要的器官不断变化？主要原因是，这种可塑性使人类能够在一生中不断学习新事物。想象一下，因为你的大脑无法学习从学校回家的新路线，所以你不能搬到一个新的社区？还是因为你的大脑不能吸收正在学习的新知识，所以上大学是毫无意义的？这将非常糟糕和令人沮丧！事实上，我们的大脑非常善于学习新的空间信息，并在一生中巩固来自四面八方的新信息。这种能力非常具有适应性，因为它允许我们以惊人的速度更新对周围世界的加工表征。可塑性的适应性还体现在，它在一定程度上，为大脑经历异常发育、创伤或精神病理之后的自我修复提供了潜力。事实上，所有的行为干预都建立在大脑是可塑性的假设基础之上。

4.6.1　干预和补救的机会

患有发育障碍的儿童，如注意力缺陷多动障碍（ADHD），被看作非典型发育的代表。这意味着他们的大脑没有表现出在正常同龄人身上观察到的典型发育模式。这种非典型的神经发育通常意味着，他们的行为也不同于典型发育的同龄人。在注意力缺陷多动障碍中，青少年表现出过度活跃的行为（即难以安静地坐着）和注意力持续时间有限。你可以想象，在需要保持安静和注意力集中的环境中，比如在教室，这种行为会很有破坏性。因此，研究者、家长和教育工作者都热衷于创造一些治疗和干预措施，帮助患有注意力缺陷多动障碍和其他常见障碍的孩子。

工作记忆是一种暂时将信息保存在脑海中，并用来履行基本认知功能的能力，在包括注意力缺陷多动障碍在内的许多神经精神障碍中受到了损害。因此，许多培训干预措施已经被建立，专门针对工作记忆能力，以努力改善它们。前提假设是，工作记忆干预后的任何行为改善都是内在神经系统可塑性的一种表现。也有许多针对其他认知过程的训练干预措施，比如冲动控制，但我们将回顾一些有希望的工作记忆干预的研究结果，以保持示例的简单性。

提高工作记忆的一种方法是通过电脑训练，参与者通过电脑游戏练习工作记忆。这些培训通常需要在 5 周的时间内进行 20 次或以上（Spencer–Smith and Klingberg，2015）。认证培训教练通过在线跟踪用户的进度来监视培训。对 12 项以上使用这种干预的研究进行分析发现，培训有助于减少日常生活中的注意力不集中，增强工作记忆，与教师和/或家长所报告的目标儿童在日常生活中的行为表现一致。这种训练也在一组成年人中进行，他们接受 5 周的训练，而且训练前和训练后都接受了脑部扫描。在脑部扫描过程中，参与者完成视觉空间工作记忆任务和控制（非工作记忆）任务。与训练前的脑部扫描相比，训练后参与者的脑前额叶皮层和顶叶皮层表现出更大的激活，但这种现象仅存在工作记忆任务中。这些结果表明，工作记忆训练后的大脑激活程度增强，这与任务表现的改善（即工作记忆改善）有关（Olesen，Westerberg and Klingberg，2004；Nemmi et al.，2016）。皮层活动的这些变化有力地证明，工作记忆的内在机制是神经系统可经训练诱导可塑性的证明。

有几项研究有力地支持了一种说法，即有阅读障碍的儿童可以从干预技术中获益；这些干预措施对神经可塑性的影响已经利用 MRI 进行了评估（McCandliss and Noble，2003）。在一项研究中，对患有阅读障碍的儿童进行检查，这些儿童智力正常，但在阅读中存在困难（Simos et al.，2002）。他们接受了 80 个小时的干预，包含强化辅导教学。所有的儿童一开始都被诊断为阅读障碍，其特点是在单词识别和语音加工方面存在严重困难。在干预之前，所有患有阅读障碍的儿童都表现出明显异常的激活剖面，特征是颞上回后部（STGp）很少或完全没有激活，这是正常参与语音处理的区域（Simos et al.，2002）。一次初始基线扫描显示，在一项具有语音挑战性的任务中，左侧颞上回（STG）的激活程度降低。干预之后，所有患有阅读障碍的儿童在阅读技能方面都有显著提高，左侧颞上回后部的激活程度也更活跃了。该研究的作者得出结论，如果足够强度的干预能够持续长达 2 个月，阅读障碍内在的功能脑组织缺陷可以被逆转，而且这一结论与目前的建议一致，即许多儿童的阅读困难代表着典型发育的一种变异，这种变异可以通过强化干预加以改变。事实上，其他的研究者也报告了类似的研究发现。

4.6.2 跨通道可塑性

神经可塑性的一个显著特征是其交叉形态，这意味着当一种感觉通道（如视觉）受到损害时，其他感觉通道（例如，触觉或听觉）就会增强。盲人身上出现的感官补偿就是这种现象的一个例子。盲人群体比一般非盲人群体在触觉和听觉方面表现更好（Doucet et al.，2005；Voss et al.，2010）。一项开创性的研究发现，盲人参与者比有视力的参与者更善于定位声源（Lessard，Pare，Lepore，and Lassonde，1998）。关于动物的研究也显示，视觉丧失对躯体感觉功能的深远影响。比如，新生的失明大鼠利用胡须的体感知觉成功地完成迷宫任务，这种效应与桶状皮层感受场的大小和敏感性共生变化有关，桶状皮层是大脑中代表胡须敏感性的部分（Toldi，Rojik，and Feher，1994）。有趣的是，感觉缺失发生的时间越早，这种补偿作用就越明显。（Volgyi，Farkas，and Toldi，1993）。对于猫而言，出生时的视觉剥夺导致听觉定位的改善和听觉皮层细胞更大的听觉空间调谐（Rauscheck-er，1995）。

跨通道可塑性不限于视觉系统。MEG、ERP 和神经影像学研究表明，聋人的听觉皮层区在视觉和躯体感觉加工过程中是活跃的（Finney，Fine，and Dobkins，2001；Bola et aL.，2017），意味着感觉剥夺会导致初级感觉皮层的重组。

跨通道可塑性的神经机制是什么？我们知道，大脑会重组，但它是如何做到的呢？重组可能是由于突触水平局部连接的改变，或者是大脑中远距离神经连接连通性的改变（Lee and Whitt，2015）。不管确切机制是什么，针对可塑性观察到的表现形式，无论是行为的还是神经的，都取决于改变经验的性质，改变经验的发展时间，以及被修改的特定的大脑系统（要对这一主题进行广泛了解，请参考 Bavelier and Neville，2002）。

4.6.3　心理治疗

可塑性是心理治疗中一个暗含的基本假设。英语中，治疗这个词来自拉丁语中的 therapia，字面意思是"治疗"或"治愈"。事实上，治疗和心理治疗的目标是帮助个人解决并最终消除问题行为或干扰性、破坏性的想法。心理治疗是针对一个人的心理或情绪问题的治疗，通常是通过与心理健康专业人士，如精神病学家、心理学家、临床社会工作者或神职人员交谈来进行的。关于心理治疗的各种疗法和思想流派的详尽讨论超出了本书的范畴。然而，大多数形式的心理治疗都涉及寻求帮助的患者和心理治疗师之间的互动过程。通过这一过程，目标是探索和解决棘手的想法、感受和/或行为，以实现更高水平的日常功能。通常，这一过程会导致行为和认知的变化。比如，如果一个病人接受心理治疗以减少与创伤性事件有关的令人烦恼的记忆，那么治疗师可以帮助他改变对创伤事件的认知表征。思维的转变需要重组关于该事件的神经元表征，因此需要利用神经可塑性机制。事实上，研究表明，治疗引起的行为和认知变化与神经可塑性是平行的。某项研究考察了认知疗法对一群慢性疲劳综合征患者的影响（de Lange et al.，2008）。经过 16 次治疗后，患者前额皮质层的体积较基线水平有所增加。

4.6.4　锻炼

体力活动，如有氧运动，可以改善神经认知功能（Hillman，Erickson，and Kramer，2008）。在年龄较大的成人中，锻炼会促进学习，这与增加啮齿动物的神经内分泌和存活有关（van Praag，Shubert，Zhao，and Gage，2005）。为确定人类认知能力提高的神经机制，最近有人对海马体积和空间记忆性能进行了研究。在一个单盲随机对照试验中，成年人或被随机分配到实验条件下，每周接受 3 天的中等强度有氧运动，为期 1 年；或被分配到控制条件下，只有简单的伸展运动（Erickson et al.，2011）。在干预前、干预开始后 6 个月以及在干预完成时分 3 次采集 MRI 图像来测量海马体积。实验条件下被试的海马体积基线与对照组无明显差异。然而，仅有氧运动组被试的海马体积明显增加（Erickson et al.，2011）。虽然 MRI 无法检测神经元水平的变化，但我们从动物研究中得知，海马是神经发生的主要部位，这表明，观察到的与锻炼有关的海马体积增加可能是潜在神经发生过程的一种外在表现。而且，这些海马的变化与记忆测试的改善有关。

4.7　不利环境与可塑性

大脑的可塑性有助于支持学习，促进干预，并在发展中发挥关键作用。然而，大脑对环境的负面影响也很敏感。对动物和人类的长期研究表明，在不利或压力环境中长大的个体会出现神经重组。应激是大脑和身体应对日常挑战、压力和冲突的方式。它会导致生理系统和心理健康的变化。虽然这可能很难相信，但应激对机体是非常有用的。如果缺乏对压力的心理感觉，就很难激发出枯燥的课堂学习所必需的动机。

比如，在危及生命的情况下采取行动。像身体中的大多数其他系统一样，在应激状态下引起"战斗或逃跑"反应的交感神经系统由反馈回路调节。正如我们在第 2 章讨论的关于青春期的反馈回路一样，应激的反馈回路也以类似的方式工作：身体（和大脑）会在应激状态下作出战斗或逃跑的反应，但是一旦压力源消失，身体（和大脑）就会恢复到**平衡状态**（homeostasis）。在有关应激的文献中，这种通过生理或行为变化来实现稳定的过程被称为"**稳态应变**（allostasis）"。然而，有时系统会出错，导致反馈回路不"关闭"应激反应。这导致一种长期应激状态，身体认为自己需要处于一种高度警惕的状态，对机体来说，这种状态在心理上、代谢上和生理上都需要耗费大量的能量。这种应激引发身体上的"磨损"被称为**适应负荷**（allostatic load）。而且，它会导致大脑适应不良的变化。

也许解决这个问题最著名的实验来自洛克菲勒大学的布鲁斯·麦克温的实验室。麦克温博士和他的同事，特别是他以前的研究生伊丽莎白·古尔德（现在普林斯顿大学）和罗伯特·萨波斯基（现在斯坦福大学），他们的研究表明，压力源对神经组织有直接影响。

麦克温和他的同事第一次被这项研究所吸引，因为他们研究的目的是揭示压力荷尔蒙，更正式的名称是糖皮质激素（glucocorticoids）（在人类中被称为皮质醇），是如何影响大脑的。他们在一系列巧妙的实验中通过改变压力源，研究急性和长期压力，包括生理上限制动物（约束应力）（Watanabe，Gould，and McEwen，1992），让受压制的动物看到压制者（心理社会压力）（Magarinos，McEwen，Flugge，and Fuchs，1996），给动物注射糖皮质激素（Woolley，Gould，and McEwen，1990）。

在所有这些实验和其他许多实验中，急性和长期压力都会改变脊柱密度，减少大脑前额叶皮层和海马区的树突状细胞长度（Lupien，McEwen，Gunnar，and Heim，2009）。与对照组的动物相比，实验组应力树突的分枝类型减少（Magarinos et al.，

1996）是树突**萎缩**的证据（这是神经科学中神经元变性的术语）。这些区域也表现出海马齿状回神经发生减少了。

回想一下我们在本章前面所提到的：身体活动和丰富的环境会促进神经发生。现在你已经了解到，应激和糖皮质激素抑制海马的神经发生。这将给你一个关于神经发生如何具有可塑性的启示，并且它主要是基于经验条件。有趣的是，同样的压力源会在大脑的杏仁核区域产生相反的效果，杏仁核是一个与情绪处理和威胁检测相关的区域。杏仁核实际上会随着树突状细胞的生长而对压力产生反应，并伴随焦虑和攻击性的增加（Vyas，Mitra，Shankaranarayana Rao，and Chattarji，2002）。为什么会这样呢？由于杏仁核的作用是帮助有机体发现环境中的威胁和潜在危害，那么，也许这一区域增加神经资源以应对压力和潜在危险环境的挑战具有生态学意义。支持这一假设的证据来自一项研究，是针对在一所贫困孤儿院中经历过早期不幸，没有得到很好照顾的儿童进行的（Tottenham et al.，2010）。该研究中的儿童的收容时间存在差异。作者将样本分成年龄较小被收养的人（也就是说，他们只在孤儿院待的时间较短）和年龄较大被收养的人（他们在孤儿院待了更长的时间，因此可能会经历更多的逆境和早期的生活压力），结果发现，后来被收养的儿童的杏仁核比那些早期被收养的孩子要大得多（Tottenham et al.，2010）。父母对孩子内化问题和焦虑的评分越高，孩子的杏仁核体积越大。这些发现与这样的观点是一致的：早期的生活压力导致了结构的改变，而这种改变并不一定是以大脑发育中的结构尺寸减小的形式出现的。

虽然应激会导致神经元的萎缩或生长，但它并不一定会导致神经元死亡。在海马、前额叶皮质和杏仁核，应激引起的树突状

脊柱密度的减少和增加在年轻的成年动物中基本上是可逆的
（Davidson and McEwen，2012）。这是对大鼠使用约束应力范式
进行的实验研究中得出来的。动物每天接受约束应力，持续 3
周，然后再恢复 3 周。与恢复期相比，约束应力后前额叶皮层树
突状细胞的长度和分支数量明显减少，其中树突状结构看起来与
约束应力期之前观察到的相似（Radley et al.，2005）。有趣的
是，在人类身上也观察到同样的效果！为了证明这一点，利斯顿
和同事们利用了这样一个事实：在医学生准备医学委员会考试
时，他们承受了大量的压力。在参与者为考试准备 4 周之后，他
们参与一项认知测验，研究人员对每个参与者作了 fMRI 扫描，
他们的表现比对照组（没有承受压力）的表现更差。实验组和
对照组的年龄、性别和职业相匹配。一旦压力源过去（也就是
说，在通过了医学委员会的考试之后），他们再接受一次 fMRI
扫描，并与对照组进行比较，从而可以评估应激效应对大脑功能
的可逆性。第二次扫描数据显示，在压力源过后，先前压力过大
的参与者在认知表现或前额叶皮层的功能模式上与另一组没有
差别。

这些研究结果为应激性认知的可逆性和前额叶皮层的可塑性
提供了有力的证据（Liston，McEwen，and Casey，2009）。

4.7.1 社会经济地位与可塑性

社会经济地位（SES）是对一个人整体收入、教育水平和社
会地位的总体衡量，它对个体从童年到青春期，再到成年的经历
会产生显著影响。与社会经济地位处于中等以上的家庭相比，成
长于社会经济地位较低的家庭的个体会有许多更糟糕的表现，包
括身体健康和心理健康水平较低，认知和情绪发展受损以及学业

障碍（Johnson，Ris，and Noble，2016）。造成这一差距的因素有很多，包括收入、物质资源、教育、职业、邻里因素、家庭压力和冲突、遭受暴力和毒素的风险以及父母的照料。越来越多的研究开始关注社会经济地位是如何影响大脑发育的，并已经确定了造成这一不利因素的特定神经机制和变化。

4.7.1.1　语言发展

神经认知研究表明，儿童时期社会经济地位低最大的危害是对语言加工和执行功能的影响。一项早期有影响力的研究发现，分别成长于职业家庭、工人阶级家庭和社会经济地位低家庭的儿童在词汇量上存在差异，这种差异在规范性言语开始出现（大约一岁）就可以观察到，并且随着年龄的发展而增加（Hart and Risley，2003）。到 3 岁时，来自社会经济地位较高家庭的孩子已经产生了 1000 多个不同的单词，而来自社会经济地位较低家庭的孩子的词汇量只有一半。随后的研究发现，处于优势地位的儿童所产生的话语更加复杂（Vasilyeva，Waterfall，and Huttenlocher，2008），语法更加高级（Dollaghan et al.，1999）。这是否意味着大脑"知道"个体是在一个低资源的家庭中长大的，因此在某种程度上改变了语言网络？不。请记住，大脑只是根据它收到的输入而成熟。考虑到这一点，研究者们研究了不同社会经济地位的儿童所接受的语言输入的数量。运用全天记录家中父母 - 婴儿的互动显示，与父母仅提供有限的儿童导向言语的婴儿相比，互动过程以儿童导向语言为主的婴儿的语言加工更有效，并且到 2 岁时会说出更多指示性词汇（Weisleder and Fernald，2013）。这项研究表明，相比高社会经济地位的家庭，来自低社会经济地位家庭的儿童在语言生产、语言理解和句法方面的不足可能是由于语言接触方面的差距和"练习"参与语言互动的机会所致。正如作者在他们的研究标题中所指出的，"与儿童对话"（Weisleder and Fernald，2013）。

关于这种效应的神经机制已有相关研究。最近一项研究对 5 ~ 20 岁的年轻人进行调查，发现收入水平和父母教育程度与他们大脑表面积的差异有关，这一指标被认为反映了经验依赖的变化。来自收入水平较高家庭的年轻人比低收入家庭的年轻人大脑表面积更大（Noble et al.，2015）。使用 fMRI 发现，在语言任务中，社会经济地位与额下回的激活程度呈现正相关（Hackman et al.，2010），这表明，在来自低社会经济地位家庭的儿童的神经系统中，语言功能的专业化程度可能有所下降。

4.7.1.2　执行功能

执行功能通常是指一组认知过程，这些认知过程与更高的认知水平密切相关，包括工作记忆、任务灵活性、抑制控制和计划。研究表明，从童年期到青春期，个体执行功能的能力会根据社会经济地位发生变化（Noble，McCandliss，and Farah，2007）。ERP 研究显示，来自较低社会经济地位家庭的儿童不参与共同的执行功能神经网络，即前额叶皮层，而从事执行功能任务，比如干扰抑制或规则学习（Kishiyama，Boyce，Jimenez，Perry，and Knight，2009）。

4.7.1.3　社会因果论

研究社会经济地位与大脑发育交叉关系的科学家们提出了社会因果论，试图解释这种关系。该理论假设，不同的社会经济地位影响大脑发育（Hackman et al.，2010）。一些证据支持这一假设。首先，交叉抚育的研究对由同一社会经济地位家庭和不同社会经济地位家庭收养的儿童进行比较，研究发现，环境对认知因素，比如智商，有很强烈的影响（Capron and Duyme，1989）。第二，越早经历贫穷，负面影响越大（Duncan，Brooks - Gunn and Klebanov，1994）。第三，双生子研究表明，遗传对智商的影响程度取决于社会经济地位，因此，较低社会经济地位家庭中的儿童，认知能力几乎完全由环境因素预测（Turkheimer，Haley，Waldron，D'Onofrio，and Gottesman，2003）。最后，一个（非常令人鼓舞）证据是社会经济地位对大脑发育的一些负面影响可能是可逆的：针对学龄前儿童的干预表明，儿童的执行功能可以得到改善（Diamond，Barnett，Thomas，and Munro，2007；Thorell，Lindqvist，Bergman Nutley，Bohlin，and Klingberg，2009）。

尽管有许多备选解释，但是没有任何一个因素可以完全解释贫困的环境如何影响大脑。获得医疗服务和优质的教育可能发挥重要的作用，尤其是对于社会经济地位较高家庭的儿童而言，医疗服务和教育水平都相对更好（Hack man et al. 2010）。也有一些证据表明，与产前影响（如出生体重较低和营养不足）（Spencer，Bambang，Logan，and Gill，1999）、父母的养育方式（包括更易怒和较大情绪障碍，粗暴的管教）（Belsky and Jaffee，2006），以及家庭环境中的认知刺激（包括图书、电脑和文化游览的方便性）有关（McLoyd，1998）。令人感到有希望的消息是，每种因素都已被证明可以适当采取一些有利于儿童认知和健康发展的干预措施。这些干预措施已被证明能提高学业成绩，提高自尊和社交能力，并减少攻击性（Seitz，Rosenbaum，and Apfel，1985）。

本章小结

● 神经可塑性指的是行为适应的神经解剖学基础。

- 神经发生和突触发生是神经可塑性的内在机制。
- 神经影像学工具常被用来间接检查人类的神经可塑性。
- 神经可塑性是大脑和行为在发育过程中发生变化的内在机制。
- 神经可塑性对行为和干预是适应性的。

问答回顾

1. 关键期和敏感期之间有什么区别？
2. 神经发生和突触发生的定义是什么。
3. 列举两个例子，说明大脑如何对环境的积极和消极影响作出反应。
4. 经验期待和经验依赖的可塑性模式之间有什么区别？
5. 举例说明可塑性为什么是可逆的。

延伸阅读

Bavelier, D, and Neville, H J (2002). Cross－modal plasticity: where and how? Nature Reviews Neuroscience. 3. 443－52.

Greenough, WT, Black, J. E., and Wallace, C. E. (1987). Experience and brain development. Child Development, 58.3, 539－559.

Hackman, D. A., Farah, M. J., and Meaney, M. J. (2010) Socioeconomic status and the brain: mechanistic insights from human and animal research. Nature Reviews Neuroscience, 11 (9). 651－659.

Hebb, D. O. (1949). The organization of behavior: a neuropsychological theory. New York: Wiley and Sons.

第5章 神经认知发展

学习目标

- 思考高级认知如何使人类在灵长类动物中截然不同。
- 了解青少年的高级认知发展。
- 了解前额叶皮层。
- 检查前额叶皮层的长期发育。
- 在前额叶皮层长期发育的背景下，讨论青少年行为的神经生物学模型。

5.1 引言

从我们出生的那一刻起，我们的大脑就在思考，处理信息，从周围的世界中学习。我们的思维随着发展而变化。我们不仅变得更快，而且更擅长处理信息。在变老的过程中，我们使用不同的神经区域来支持我们的思维。

在本章中，我们将讨论这种重要的转变为什么以及如何发生。大部分内容将集中在前额叶皮层。它的发展是一个漫长的过程，发生在长达 20 多年的时间里。前额叶皮层从其他大脑结构中获得重要的辅助支持，主要是通过发展过程中变得越来越强的连接。我们也会了解它在认知方面的合作伙伴。

前额叶皮层的长期发展对行为有重要的影响。随着该区域的发展，我们提高了加工速度和未来的规划能力，获得了更好的运动控制和自我调节，以及对抽象概念的理解。可以说，前额叶皮层这一区域是帮助区分人类和非人类动物的，因为它支持目标导向的行为。青少年认知的明显变化与前额叶皮层的显著发育变化是一致的，这并非巧合。在这段时间，个人表现出更高的认知能力和更复杂的思考能力。那么，为什么青少年也会表现出一些很不成熟的行为？比如糟糕的决定和危害健康的冒险行为。在这一章的最后，我们将回顾第 1 章中介绍的理论模型，以了解动机和认知系统的不同发展轨迹如何帮助解释这一悖论。

5.2　认知的界定

认知（cognition）是一个包含许多心智能力的宽泛概念。这些心智能力包括注意力、抑制控制（自我调节）、记忆、问题解决、语言、推理和决策。这绝不是一个详尽的清单，因为任何支持思考和获取知识的心智能力都是相关的。认知这个词来源于拉丁语动词 cognosco（"与" 和 "知"），它本身来源于希腊同源词，意思是"我知道，我感知"。

与其他心智能力相比，认知在一生中都有很大的变化。即使是语言，在生命最初的几年中也发生了迅速的变化，但它并没有像认知那样表现出长期发展和个体之间的变化。长期以来，这一过程一直吸引着发展心理学家。关于认知发展的研究产生了一些有关人类思想和心理加工过程的有影响的理论。专栏 5.1 简要回顾了这些理论。

5.3 前额叶皮层的进化史

前额叶皮层（prefrontal cortex）是大脑组织的样本，它是大脑的一部分，跨越了大脑的顶部，大部分是前脑，就在你的眼睛上方。在过去的一个世纪里，它受到了科学家极大的关注，因为我们已经开始意识到它在人类认知中的重要作用。尽管其他动物的大脑类似于前额叶皮层，但它们都没有像人类的大脑那样复杂、比例大、突出。如您在图5.1中所看到的，相对于其他非人类的灵长类动物，人类的前额叶皮层在大脑中占据了更多的空间，大约占人类大脑皮层的25%（Diamond，2002）。相比之下，黑猩猩的前额叶皮层只占其整个大脑皮层的15%，狗的只占7%，猫的只占4%。与几乎所有其他物种相比，人类大脑的重量在体重中所占的比例更大，使其在人类中有点大得不成比例（Preuss，2000）。自从大约200万年前，我们的属人属（能人）的第一个物种出现以来，人类的大脑已经翻了一倍。与生活在400万年前的早期祖先相比，人类的大脑是原来的三倍大。然而，这并不意味着人类拥有动物王国中最大的大脑，但我们的前额叶皮层是最大的。正如你在图5.2中所看到的，非洲大象的整体大脑更大，但前额叶皮层的比例相对较小。

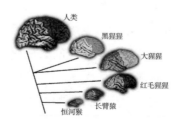

图5.1 灵长类动物前额叶比较

与其他灵长类动物相比，前额叶皮层的体积所占的大脑比例要大得多

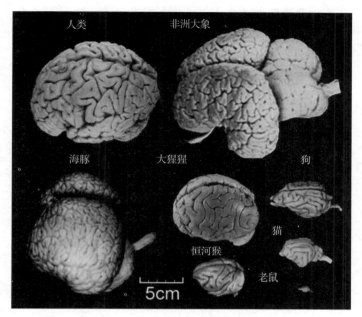

图 5.2　几种动物的大脑额叶比较

非洲大象的大脑比人类的大脑大，但是其前额叶皮层所占比例相对较小

专栏 5.1　发展阶段

　　著名的发展心理学家让·皮亚杰，深深被婴儿和儿童如何获得知识这一问题所吸引。他为认知发展研究做出了杰出贡献。基于他对自己的三个孩子的观察，他提出世界各地的儿童和青少年通过四个阶段的发展来塑造他们的心智能力。下面的表格描述了每个阶段。皮亚杰非常重视第三阶段，即孩子们过渡到青少年早期时。他推断说，在这个具体运算阶段，有一个向更抽象思维的明显转变。

　　与皮亚杰类似，列夫·维果斯基对孩子如何获得知识这一问题很感兴趣。与皮亚杰不同的是，维果斯基非常重视社会文化在认知发展中的作用。具体来说，他提出，通过在社会环境中的实践活动，推理和心智能力得到提高。因此，根据维果斯基的说法，文化是认知的重要贡献者。

阶段	年龄	描述
感知运动阶段	婴儿期（0～2 岁）	在感觉运动阶段，婴儿主要通过试误来学习。孩子们最初依赖反射，最终调整它们以适应他们的世界。行为变成了目标导向，从具体目标到抽象目标。孩子可以对客体和事件进行心理表征（有时称为客体永久性）。
前运算阶段	学步儿及儿童早期（2～7 岁）	在前运算阶段，孩子们可以在心理上表征事件和客体，并参与符号游戏。他们的思维和交流是典型的以自我为中心的，他们认为其他人的感觉与他们自己的完全一样。
具体运算阶段	小学和青少年早期（7～12 岁）	在具体运算阶段，个人可以将抽象思维或规则应用于物理对象（因此是具体运算）。孩子们变得不那么以自我为中心，并且逐渐认识到，即使外表发生了变化，有些东西在数量上也保持不变（例如将水从一个瘦高的玻璃杯倒进一个胖矮的玻璃杯）。
形式运算阶段	青少年和成人（12 岁及以上）	当青少年进入这个阶段时，他们就能以抽象的方式思考，能够以更复杂的方式组合和分类物品，以及有更高阶的推理能力。青少年可以进行数学推理，创造性地思考，使用抽象推理，想象特定行为的结果。

前额叶皮层的稳步增长引出了两个重要的问题：（1）是什么导致了这种增长；（2）它为人类提供了什么优势（如果有的话）？更大的大脑需要更多的能量来起作用。毫无疑问，我们在新陈代谢方面很保守的大脑为一个脑区贡献如此多的空间，这确定是有原因的。在其他物种中，它主要用于自主运动控制，但在灵长类动物中，它已经发展得远远超出了运动技能。多年来，科学家们认为人类具有无与伦比的计划能力和抽象推理能力是由于他们的前额叶皮层比其他灵长类动物更发达。然而，重要的是要理解，在进化过程中，复杂的大脑组织而不是整体的大小，可能是优势的灵长类动物的关键特征。最终的结果是增强了行为的灵活性，从而促进了复杂的决策、抑制控制和工作记忆。

我们的非人类祖先和表亲在没有人类所拥有的复杂的前额叶皮层的情况下存活了下来。简单的、自动的行为，比如本能地倾向于在面临一种意想不到的声音或动作，或者从热的火焰中退缩，这些并不需要前额叶皮层。那么，为什么人类需要前额叶皮层呢？简单的行为是由环境中的特定事件引起的不灵活的、刻板的反应，它们对新情况是不可塑的（Miller and Cohen，2001）。考虑到人类生活的动态特性和无处不在的新情况，我们的行为需要更大的复杂性。这种复杂性的获得是以新陈代谢为代价：前额叶皮层的发育是一个漫长的过程，它使用了许多神经元资源，需要在整个儿童和青少年时期不断地进行重组，而且由于它在个体之间的功能差异，其效率也存在巨大的个体差异。那么，为什么我们要进化到依赖这样一种（最初的）不可靠的、耗能巨大的、偶尔脆弱的大脑区域呢？

答案很简单：前额叶皮层给予了人类认知的灵活性，而其他物种则没有在感觉、运动和更高的认知区域之间提供一种综合功能。没有人类所拥有的复杂前额叶皮层的动物，仅限于（相对）简单的方法和避免行为。它们可以接近激发欲求的刺激，如食物和潜在的繁殖伴侣，避免诸如捕食者或有毒食物之类的威胁，但它们不能像人类一样预测其他人的想法，思考抽象的概念，轻易地从一个认知任务切换到另一个，或者学习语言（有时甚至是多种语言）。

前额叶皮层也扮演着重要的监管角色，有时被称为"自上而下"的加工。这指的是前额叶皮层区域对其他大脑区域的控制，通常是在皮层下的系统，以促进当前和未来目标的内部表征和实现。对前额叶皮层损伤病人的研究是确认前额叶皮层重要功能的工具。前额叶损伤的病人在需要记住多个规则和目标的任务上挣扎。他们在 Stroop 任务中选择正确响应的能力受到了损害（见专栏 5.3 中的描述），因为他们无法抑制任务中包含的分散注意力的信息（Cohen and Servan－Schreiber，1992）。经常改变规则的任务，如威斯康辛卡分类任务，对前额叶皮层损伤的患者来说也具有挑战性。与对照组相似（没有前额叶损伤），他们可以很容易地获得初始规则。但与对照组相比，当规则改变时，他们无法灵活地调整他们的行为（milner，1963）。还有许多其他的研究证明了前额叶皮层在引导行为方面的重要性，因为前额叶皮层神经元能够维持与任务相关的信息（Fuster and Alexander，1971；Goldman－Rakic，1996），抵抗干扰（Miller and Desimone，1994）。总之，这些研究表明，前额叶皮层对于整合来自不同脑区的信息和维持目标表征至关重要。

一些理论家进一步发展了这个观点，认为前额叶皮层的作用不仅仅是表征内部目标和引导行为，还包括误导行为。米勒和科恩（Miller and Cohen，2001）的有影响力的前额叶皮层综合理论假定，前额叶皮层的神经活动产生偏差信号，"指导神经活动沿着路径的流动，这些路径建立了输入（来自环境）、内部状态和执行给定任务所需的输出（行为）之间的正确映射"（Miller and Cohen，2001）。换句话说，前额叶皮层是交通控制的中心枢纽，它基于对个体认知、需求和欲望的各种神经表征的鸟瞰式的观察，引导相关的神经活动和行为输出。

前额叶皮层并非生来如此。要扮演这个重要的认知角色，它需要许多年的时间来发展技能、灵活性和神经处理速度。琳达·威尔布雷希特（Linda Wilbrecht）是一位富有创造力的神经科学家，她把前额叶皮层的长期塑形比作园艺艺术，即把树木和灌木的叶子修剪成特定的（通常是装饰性的）形状。请参见图 5.3 中作为园艺艺术的大脑示例。发展认知神经科学的一个核心问题是理解个体遗传和环境因素的时机和影响，这些因素有助于塑造前额叶皮层的成熟形态。

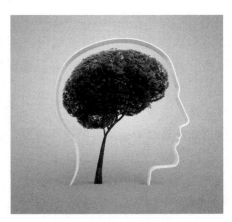

图 5.3　作为园艺艺术的大脑

5.4　A 非 B 任务

A 非 B 任务是一种简单的对象隐藏任务，它是发展心理学中经久不衰和广为人知的任务之一，用来研究婴幼儿的认知发展。它也被用来研究稍大年龄青少年的前额叶皮层发育。它的实施方式各不相同，但在典型的 A 非 B 任务中，实验者将一个想要的物体（通常是一个玩具）藏在盖布 A 下面，并且让婴儿能够得着。婴儿在盖布 A 处打开布寻找玩具，找到了玩具。这个活动重复几次，以确定婴儿希望在盖布 A 处找到玩具。然后，实验者将玩具移动到盖布 B 处。这次转移是在一览无余的情况下进行的，所以婴儿能看到玩具被从盖布 A 处移到盖布 B 处。之后，要求婴儿找出玩具，这时候事情开始变得有趣起来。最早描述这项任务的皮亚杰观察到，小于 10 个月的婴儿会持续犯错，他们依然到盖布 A 处寻找玩具，尽管他们看到实验者将玩具移到了盖布 B 处！这就是现在人们众所周知的 A 非 B 错误，几十年来的研究一直致力于理解婴儿为什么会犯这种错，以及确定用什么因素和条件消除它。

有几种解释，都是在婴儿执行功能不成熟的前提下提出的。史密斯和西伦使用动态系统方法解释了这个错误，他们认为不同的元素会聚在一起产生了 A 非 B 错误（Smith and Thelen，2003）。他们推断，记忆痕迹的强度、玩具的属性、隐藏和搜索之间的延迟时间以及婴儿的姿势，这些因素综合在一起决定了婴儿是否会犯错误。通过消除把玩具藏在盖布 B 处和要求婴儿去找玩具之间的延迟，实验者已经能够操纵错误的出现与否。如果实验者将玩具藏好后立即要求婴儿伸手去拿玩具，这时玩具是非常突出的，婴儿就不会犯错误。到 12 个月大时，即使延迟 10 秒，人类婴儿也能成功完成这项任务（Diamond，2002）。当隐藏事件非常突出或令人激动时，错误也会消失。在一个实验中，实验者只是改变了婴儿的姿势，A 非 B 错误就消失了（Smith，Thelen，Titzer，and McLin，1999）。最初，在玩具被藏在盖布 A 处时，一个婴儿坐在他母亲的腿上，然后他会站起来，这样他就可以鸟瞰所有的盖布。这种姿势上的改变甚至导致 8～10 个月大的婴儿在盖布 B 处进行正确的搜索。其他实验也操纵了影响找到隐藏物体的物理因素，加之观察到在 10 个月大（当婴儿仍然犯错）和 12 个月（当他们不再犯错误）之间，婴儿的爬行能力有一个大幅的提高，而这改善了他们的空间记忆（Bertenthal and Campos，1990）。因此史密斯和泰伦建议"相关的记忆是在身体的语言当中"（Smith and Thelen，2003）。

根据在第一章学习的动力系统理论，我们了解到这些操作之所以会使错误出现或消失是因为，导致错误出现的原因有很多个，而每一个原因都涉及认知发展的不同方面（包括记忆表征、身体能力和抑制性控制），每一方面的发展都是独特的，有自己的时间表。

为了识别 A 非 B 错误背后的神经机制，有人比较了人类婴儿与皮层损伤的恒河猴之间的任务表现（Diamond & Goldman－Rakic，1989）。他们发现，在相同的延迟条件下，背外侧前额叶损伤的猴子与 12 个月及更小的婴儿一样，会经常犯 A 非 B 错误。其他大脑区域有损伤的猴子或根本没有损伤的猴子没有出现典型的错误。这些结果表明，成功完成 A 非 B 任务依赖完整和成熟的背外侧前额叶皮层。虽然从未用 A 非 B 任务测试过背外侧前额叶皮层受损的成人，但前额受损的健忘症患者表现出了同样的错误，结果进一步支持了这一任务依赖于背外侧前额叶皮层完整性的假设。从更一般的意义来说，这些研究指出了前额叶皮层在支持复杂技能（工作记忆、抑制控制和注意）方面的作用。特别是，神经递质多巴胺对这些技能的发展发挥着作用，见专栏 5.2。

专栏 5.2　苯丙酮尿症：一个研究多巴胺在前额皮层功能中的作用的模型

苯丙酮尿症（PKU）是一种以前额皮层多巴胺水平显著降低为特征的病症。染色体 12（12q22 – 12q24.1）上编码苯丙氨酸羟化酶的基因发生突变，导致苯丙氨酸水平过高，从而导致多巴胺前体酪氨酸水平下降（有时甚至不存在）。这种不平衡的发生是因为苯丙氨酸羟化酶的功能，即代谢（转化）苯丙氨酸为酪氨酸的机能被破坏了。如果 PKU 得不到治疗，血流中的苯丙氨酸水平就会危险地上升到正常水平的 10 倍以上，造成大面积的脑损伤和严重的智力迟钝（Koch and Wenz，1987）。

幸运的是，有一种治疗 PKU 的方法可以消除智力障碍。这种疗法包括低苯丙氨酸饮食，限制乳制品（牛奶、冰激凌、黄油和奶酪）以及所有肉类和鱼类的摄入量。这可能看起来很受约束，事实上也是，但是 PKU 患者从很小的时候就学会了避免这些食物，所以对他们来说这已经成为第二天性了。尽管采用了低苯丙氨酸饮食，但 PKU 患者的苯丙氨酸水平确实较高，因为他们需要摄入含有苯丙氨酸的蛋白质。针对 PKU 的美国国家合作研究指出，只要 PKU 患者的苯丙氨酸水平不超过正常水平的 5 倍，他们就被认为处于恰当的控制之下。然而，请记住，这意味着 PKU 患者体内的酪氨酸水平异常低，而酪氨酸是产生多巴胺所必需的一种化学物质。虽然多巴胺释放在整个大脑中，但那些位于前额皮层的多巴胺投射尤其敏感，即使可获取的酪氨酸量有微小的变化，它也会受到影响。前额皮层的多巴胺能神经元的不同寻常之处在于，它们比大脑其他部位的多巴胺能神经元具有更高的放电率和多巴胺周转率（Diamond, 2002）。因此，PKU 患者酪氨酸可用性的降低导致前额皮层多巴胺水平降低。不幸的是，这种情况会导致认知缺陷，尤其是在严重依赖多巴胺和/或前额叶皮层的认知领域。他们的智商往往较低（Berry, O'Grady, Perlmutter, and Bofinger, 1979），认知控制功能也有缺陷，包括工作记忆、问题解决和信息处理（Brunner, Berch, and Berry, 1987；Smith and Beasley, 1989）。你可能会注意到这些缺陷与那些依赖于前额叶皮层的缺陷相似。阿黛尔·戴蒙德（Adele Diamond）也得出了同样的结论，并率先提出了这样一个观点：PKU 是一个研究多巴胺在依赖前额叶皮层的认知功能中的作用的有用模型。

为了通过实证研究检验这一假设，戴蒙德及其同事对大约 150 名儿童进行了纵向研究，对 364 名儿童进行了横向研究（Diamond, Prevor, Callender, and Druin, 1997）。本研究中所有 PKU 患儿均在出生后不久即开始低苯丙氨酸饮食治疗（80%

在出生后 14 天内开始治疗，所有儿童均在出生后 1 个月内开始低苯丙氨酸饮食），此后一直维持低苯丙氨酸饮食。所有儿童的出生体重和智商都在正常范围内，没有已知的学习障碍或严重的医疗问题，而且都是足月出生。这些特征也适用于对照组。所有的儿童都接受了含有 19 个项目的与年龄相符的认知测试，这些认知测试依赖或不依赖前额叶皮层：一项针对婴儿（6～12 个月），另一项针对学步儿（15～30 个月），还有一项针对儿童早期的孩子（3.5～7 岁）。这项研究产生了大量的数据，在这里我们无法一一回顾，所以我们只回顾重点。

总之，他们发现在需要工作记忆和抑制控制能力（两者都依赖背外侧前额叶皮层）的任务中，血浆中苯丙氨酸的水平是正常水平（6～10mg/dl）3～5 倍的 PKU 患儿的成绩比其他苯丙氨酸水平较低的 PKU 患儿差，也比控制组儿童差（自己的兄弟姐妹和来自普通人群的儿童）。从 6 个月到 7 岁的所有年龄段的儿童都有明显的损伤。儿童的苯丙氨酸水平越高，其成绩就越差。女孩比男孩受到的负面影响更大。这种缺陷似乎是有选择性的，主要影响一个神经系统，因为即使苯丙氨酸水平是正常水平 3～5 倍的 PKU 患儿，他们在 13 项控制任务中的表现也很好（Diamond et al. , 1997）。为了对结果进行全面的解释，我们鼓励你阅读戴蒙德的作品。

5.5　前额叶皮层的结构发育

前额叶皮层的一个有趣的方面是，不管从种系发生学来看还是从个体发生学来看，它都是大脑最活跃的区域。种系发生学指的是进化发展（跨物种的变化），而个体发生学指的是个体有机体的发育，从不成熟到成熟。从出生到死亡，前额皮层在大小和功能上都有很大的变化。它包含一系列相互连接的皮层区域，这些区域发送和接收来自几乎所有皮层感觉系统、运动系统和许多皮层下结构的投射（Miller and Cohen，2001），但我们并非生来就具有这种复杂的相互连接的网络。事实上，在我们的一生中，大脑的变化最大，经历了最漫长的发展过程，用了 20 多年才达到完全成熟。正是因为它的可塑性，随着我们在一生中获得更多的知识，它才如此有助于提高我们的认知。

在生命的第一年，前额叶背外侧皮层的树突分支的长度和范围都有显著的增长（Koenderink，Ulyings，and Mrzljiak，1994）。从总长度和径向距离来看，这些树突状分支在大约 1 岁时达到一种平衡，这种平衡至少延续到 27 岁（Diamond，2002）。在 2 岁左右时，背外侧前额叶皮层的神经元密度比成人的平均水平高55%，但到 7 岁时仅比成人水平高 10% 左右（Huttenlocher，1990），这表明在此期间经历了持续的修剪。从 7 岁到青春期再到成年早期，前额叶皮层的髓鞘化和细胞体积都发生了显著变化。回忆一下第 1 章，大脑的白质代表包裹在轴突周围的髓鞘，而灰质则是指神经元中未髓鞘化的部分，如细胞体，呈现灰色外观。

核磁共振解剖学研究在描绘从儿童中期到成年早期灰质和白质的发育变化方面提供了相当丰富的信息。纵向 MRI 研究每隔几年就会对发育中的大脑进行一次扫描，这使得研究人员能够观察发展轨迹（即随着时间的推移，大脑的大小会发生变化）。迄今为止，规模最大（也是持续时间最长）的研究是美国国家精神卫生研究院（NIMH）儿童精神病学分支正在进行的一项纵向神经成像研究，该研究目前由 5～25 岁的个体组成。参与者大约每两年访问一次 NIMH，进行核磁共振扫描、神经心理测试和基因测定。截至 2014 年 8 月，该数据库包含了来自 2000 多名研究参与者的 6000 多份扫描报告，其中大约一半来自患有发展障碍的临床人群，一半来自典型的发展中个体（Giedd et al., 2015）。从这些数据中可以看出，从儿童和青少年的一般发展轨迹是，白质体积增加，而皮层和皮层下灰质体积则呈现倒 U 形轨迹的增加，不同的大脑区域在不同的时间出现峰值。到幼儿园时，包括前额叶皮层在内的大脑总体积达到其最大体积的 95%，在儿童中期略有增长，然后在 20 几岁时下降。

5.5.1　灰质

灰质主要由细胞体和树突组成（Braitenberg, 2001）。初级感觉运动区的灰质体积最早达到峰值，高阶联想区（包括前额叶背外侧皮层、顶叶下皮层和颞上回）的灰质最迟达到峰值。在由儿童进入青春期时，这一峰值出现并导致了性别差异，男孩和女孩的青春期轨迹不同。皮层下区域，包括纹状体和丘脑，也呈现倒 U 形发展轨迹（Raznahan et al., 2014）。比较成年人和青少年的研究表明，显示出最大发育差异的区域是前额叶皮层和基底神经节（Sowell et al., 2003），这些区域对青少年期观察到的认知变化具有重要意义。大脑灰质在青春期仍在变化这一事实最初让科学家们感到惊讶。虽然我们知道，出生后的早期神经发育涉及突触的过度产生，之后如果这些突触没有得到使用，它们最终会被修剪（"使用它或失去它"的原则）。但令人惊讶的是了解到，对更多突触的修剪发生在青春期。回忆一下，大脑最初会产生过多的神经元和突触，然后基于经验，在 3 岁左右开始修剪它们。这个过程很像修剪一棵树。通过砍掉枯枝，使其他枝桠苗壮成长。

尽管神经突触越少越好似乎有违直觉，但实际上大脑系统中的"噪声"越少，大脑的效率越高。通过去除不起作用的突触，更大的代谢能量便可以被用于更有价值的神经元和突触。神经元和突触周围髓鞘的增加也有助于稳定和增强它们。在修剪的过程中，大脑实际上失去了灰质。这一过程对大脑的发育和生长过程一样重要。

5.5.2　白质

白质由神经胶质和有髓轴突组成。髓磷脂是一种脂肪蛋白，作为一种鞘，它可以加快所有神经元的传输速度。与灰质的倒 U 形发展轨迹相反，在整个儿童和青少年期，白质体积每年增长约 1% ~2% （Giedd et al. , 2015）。另外，相对灰质，白质在主要的脑叶区（即额叶、颞叶和顶叶）和胼胝体区的增加大致相似。胼胝体连接大脑两半球的相应区域，大约有 2 亿髓鞘化的轴突，是最突出的白质结构。通常被用来分析白质的扩散张量成像研究表明，随着年龄的增长，白质组织得到改善，从而促进一系列认知领域的发展，包括但不限于语言（Nagy，Westerberg，and Klingberg，2004）、阅读能力（Myers et al. , 2014）、自我管理（Treit，Chen，Rasmussen，and Beaulieu，2014）和记忆（Nagy et al. , 2004）。

5.5.3　性别差异

虽然大脑发育有一些普遍的个体模式，但个体之间以及男女之间也有相当大的差异。例如，尽管大多数人的大脑总容量在青春期前达到峰值，但女孩（平均 10.5 岁）比男孩（平均 14.5

岁）更早表现出峰值。皮层下区域（如纹状体和丘脑）体积的峰值在男性中也较晚出现。此外，男性脑的平均体积比女性大10%，这一差异在整个一生中都相当稳定（Giedd et al.，2015）。人脑大小上的性别差异不能被解释为具有任何功能上的优势或劣势。

5.5.4　临床人群的结构发育

典型发展样本的大脑结构发育特征对于理解偏离典型的发展而言非常重要。在上面描述的 NIMH 研究中，一半的样本由患有神经发育障碍的个体组成。该研究对被诊断为**注意缺陷多动障碍**（Attention-Deficit Hyperactivity Disorder，ADHD）的个体或精神分裂症发作儿童的大脑发育进行了分析，得出了一些特别有趣的结果。

5.5.4.1　注意缺陷多动障碍（ADHD）

ADHD 是美国最常见的神经发育障碍，折磨着 5% 到 10% 的学龄儿童（Kessler et al.，2005）。结构影像学研究表明，ADHD 青少年的额叶（Castellanos et al.，2002）、顶叶、脑叶（Sowell et al.，2003）、基底核（Castellanos et al.，2002）、胼胝体（Giedd et al.，1994）和小脑（Berquin et al.，1998）的体积减小。对 ADHD 青少年进行的 fMRI 研究也显示出了功能性受损，尤其是基底核。基底核是一个与运动控制和反应抑制密切相关的区域。与正常发育的青少年（没有多动症）相比，患有多动症的青少年在执行抑制控制任务时，其腹外侧前额叶皮层的参与较少，这一效应与任务表现较差有关（Durston，Mulder，Casey，Ziermans，and van Engeland，2006）。

虽然横断面的结构和功能研究提供了丰富的信息，但它们在深入了解多动症患者神经发育轨迹方面的能力有限。他们的大脑发育与正常青少年的大脑发育有何不同？又如何解释一些儿童在成年早期就因多动症而"变老"的现象呢？肖及其同事也在NIMH 进行了一项开创性的研究，对这些问题进行了初探（Shaw，Gogtay，and Rapoport，2010）。这项研究包括 200 多名年龄在 4～20 岁的多动症个体，他们在几年中至少被评估了两次。通过核磁共振成像，研究人员考察了被认为是皮质成熟标志的皮质厚度。研究者通过这些数据得出了三种非典型的神经发育路径：延迟转变（delayed shifts）、速度絮乱（disrupted velocity）和偏离轨迹（deviant trajectories）。虽然该研究聚焦患有 ADHD 的青少年，但这些概念适用于任何患此病的群体。

5.5.4.2　延迟转变

延迟转变的神经发育轨迹指的是，研究者观察到他们感兴趣的病理组（该例子中的 ADHD）的皮层厚度发育在不同年龄阶段均表现出与健康个体相同的一般形状，但是向右移位。图 5.4a 表明，尽管病理组和健康组的皮质厚度均在童年早期显示出正常的增加，在青春期之前达到峰值，之后出现因修剪而导致的降低，但是病理组的位移曲线表明，病理组皮质厚度峰值的出现稍晚。图 5.4a 显示了前额叶皮层的平均皮质厚度。到 10 岁时，95% 的健康组儿童的皮质厚度达到峰值，而只有 45% 的多动症组儿童的皮质厚度达到峰值。这种模式意味着，在病理组中，皮质厚度达到峰值的年龄较晚，这可能有助于解释 ADHD 在核心认知控制方面的缺陷，包括反应抑制、工作记忆和时间加工，所有这些都依赖于前额叶皮层。

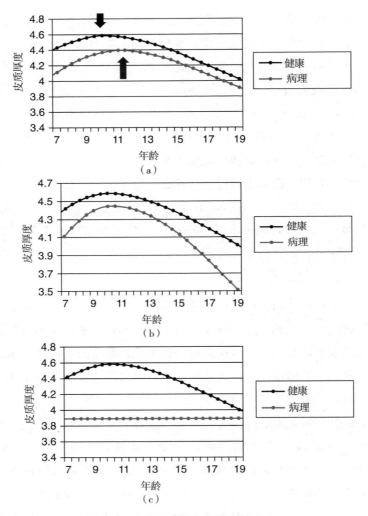

图 5.4　皮层发育的假设发展轨迹

图 5.4a 展示了一个假设的延迟轨迹，即与健康组（非病理组）相比，病理
组经历了皮质发育的延迟。**图 5.4b** 显示出与健康组相比，病理组的加速发
育。**图 5.4c** 显示了一个偏离的轨迹，病理组表现出与健康组不同的发展
轨迹。

154

　　成熟时间的延迟可能也有助于解释为什么有些 ADHD 患者似乎能随着长大而自愈。图 5.5 可能有助于解释这一点。肖及其同事观察到，尽管所有参与研究的儿童都达到了可以被诊断为 ADHD 的基线值（参与研究的标准之一），但在大约 5 年后的一次后续评估中，青春期中期的个体中只有 37% 仍然患有 ADHD（Shaw et al. , 2010）。其余患者要么部分缓解（42%），要么完全缓解（21%），这与 ADHD 的一个显著特征相一致，即随着儿童进入青春期，症状得以改善的趋势约为 30% ~ 40% （Mannuzza et al. , 1991）。这一发现表明发育障碍是不稳定的，成熟可能有助于改善问题。对这三个组的神经发育轨迹的考察表明，ADHD 缓解组和正常组的发育轨迹出现了趋同。如此一来，到青春期晚期的时候，那些 ADHD 症状不再存在的个体，其顶叶皮层和前额叶皮层的皮质厚度恢复"正常"。相比之下，后续依然具有 ADHD 症状的 ADHD 患者组继续显示非进行性皮质缺损（Shaw et al. , 2010）。这表明，一些儿童（最终恢复正常的儿童）最初表现出 ADHD，可能是神经发育延迟成熟的反映，因此他们最终会"赶上"非 ADHD 的同龄人。在某些情况下，这发生在药理学治疗之后（Shaw et al. , 2009）。一旦他们的神经发育轨迹与典型发育趋同（也就是说，他们不再与从未患过多动症的儿童有区别），临床症状就会有显著改善。相比之下，ADHD 的持续存在（那些没有随着"长大"摆脱这种障碍的儿童）与典型发育的差异越来越大有关。这意味着随着时间的推移，这些孩子看起来与正常发育的同龄人越来越不同。

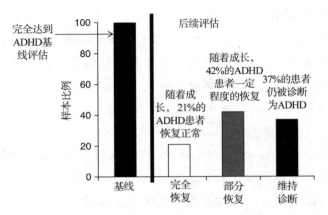

图 5.5　ADHD 患者可随长大而自愈

在肖等人（Shaw，Gogtay and Rapoport，2010）的一项研究中，某些曾达到 ADHD 基线水平诊断的参与者，其 ADHD 诊断情况发生了变化。超过一半的样本在后续研究中显示出完全或部分缓解，而只有 37% 的样本维持了原来的 ADHD 诊断。

5.5.4.3　速度絮乱

图 5.4b 说明了假设的可能性，即患有 ADHD 的儿童表现出与健康儿童经历的发展轨迹相同的加速速度。速度中断指的是神经发育轨迹表现出与典型发育相同的一般模式，但速度异常。速度中断的青少年表现出相同的童年期皮质增厚，随着进入青少年期皮质变薄，但这一过程发生得比应该发生的要早。修剪过程（皮层变薄）的加速与病理行为的出现是一致的。最好的例子是一种叫做儿童期发作的精神分裂症（COS）的发育障碍。精神分裂症涉及一系列思维（认知）、行为或情绪问题。精神分裂症可能会导致幻觉、妄想、思维和行为紊乱。体征和症状可能不同，但它们反映出功能受损。儿童期发作的精神分裂症与成人精神分裂症基本相同，但它被定义为在 13 岁之前出现精神病症状。

虽然罕见，发生率为成人起病精神分裂症的 1/500，但 COS 病例（到现在为止，n = 102）表现出与严重的成人病精神分裂症相一致的神经生物学和行为表型（Gogtay and Rapoport，2008）。这对青少年的行为和发展有着深远的影响。儿童精神分裂症的早期发病对诊断、治疗、教育需求、情绪和社会性发展都提出了特殊的挑战。

一项对 100 名 COS 患者的纵向研究显示，他们的神经发育表现出了紊乱的速度。如图 5.4b 所示，与健康青少年相比，精神分裂症青少年的灰质损失速度要快得多（因为它发生在较早的年龄）（Vidal et al.，2006）。这一效应出现在多个皮层区域，包括额上回、顶叶和外侧颞叶皮质（Thompson et al.，2004）。

5.5.4.4　偏离轨迹

如图 5.4c 所示，轨迹偏离的个体呈现的发展模式与典型发育完全不同。这意味着，与延迟或速度中断的轨迹相比，这一群体中的个体永远不会"赶上"同龄人。相反，这些人经历了一种完全不同的大脑发育模式，这一结果也反映在他们的非典型行为发展中。例如，患有唐氏综合征的儿童和青少年，其大脑在大小和功能方面有别于其他神经发育障碍。

5.5.5　精神药理学治疗对神经发育的影响

兴奋剂哌醋甲酯（又称利他林）是治疗多动症最常用的处方药。神经解剖学研究表明，长期的刺激治疗可能会使 ADHD 患者的大脑结构变得正常，这些变化通常能在白质、前扣带皮层、丘脑和小脑中观察到，这意味着治疗最终会导致结构上的变化，从而变得与没有多动症的年轻人相同（Schweren，de Zeeuw，and Durston，2013）。功能性磁共振也观察到了类似的效果，表明除了对大脑功能有即刻影响外，与不使用兴奋剂的多动症儿童相比，使用哌醋甲酯的多动症儿童的神经生物学功能更接近于非多动症儿童（Schweren et al.，2013）。然而，值得注意的是，药物对行为和脑结构的影响存在巨大的个体差异。遗传倾向、年龄、症状的严重程度和养育环境都影响到药物的有效性和神经生物学上的效力。

5.6 前额叶皮层的功能发育

自 21 世纪初以来，大众媒体便对青少年的大脑一直很感兴趣。在结构和功能上，前额叶皮层是最后一个成熟的大脑区域，所以大部分新闻报道都集中在前额叶皮层。前额叶皮层中类似成年人的大脑功能模式在青春期开始显现。

在上一节中，我们讨论了青少年大脑的结构变化。这些变化很重要，并且与行为和健康上的差异有关。然而，大脑的结构变化并不一定意味着功能变化。数据表明，结构上的不成熟与功能上的不成熟有关，但请记住，结构和功能是不同的。

什么是功能发展？它指的是大脑在如何工作、如何解决问题、如何处理信息以及如何应对新情况方面的发展。20 多年来对前额叶皮层功能发展的研究告诉我们，儿童和青少年使用前额叶皮层的方式与他们成年后最终使用它的方式不同。这种现象在最依赖前额叶皮层的神经认知行为中表现得尤为明显，包括认知控制、工作记忆、决策和目标导向行为。前额叶皮层的发育，尤其是腹外侧前额叶皮层（VLPFC）和背外侧前额叶皮层（DLPFC）的发育，被认为在高级认知能力的成熟过程中起着重要作用。腹外侧前额叶皮层和背外侧前额叶皮层与其他前额叶区域以及感觉和运动区域相联系，所有这些区域都支持反应抑制。此外，这些区域晚期结构变化的证据使得它们对于研究神经认知发展尤为重要。因此，使用和依赖这些区域的任务非常适合研究神经认知成熟背后的神经生物学变化。

广义上来说，认知控制（coynitive control）指的是对分散注意力的或无关信息、想法和行动忽略，而支持相关信息的能力（Casey，Tottenham，and Fossella，2002）。在人生的前 20 年里，在适当的时候抑制注意力或行为的能力得到发展。这段时间内认知控制的变化非常明显。例如，一个 1 岁的孩子比一个 10 岁的孩子更难在餐馆里安静地坐着。在向青春期过渡的过程中，认知控制技能的发展也很明显，因为青少年必须在缺乏成人指导和监督的情况下越来越多地进行自我调节和决策。当然，这种行为存在个体差异，但这种发展模式是常态。

检验这一现象的神经生物学因素的研究倾向于使用儿童友好型的标准认知控制任务，包括侧抑制任务、Stroop 任务、反向眼跳任务和 Go/No – Go 任务（Casey，Giedd and Thomas，2000；Luna et al.，2001；Tamm，Menon，and Reiss，2002）。专栏 5.3 详细介绍了这些任务。

凯西及其同事的一项开创性研究使用了 Go/No – Go 任务来测量认知控制（Casey et al.，1997）。之所以说这项研究彻底改变了发展认知神经科学领域有两个原因。首先，它证明了在健康、清醒的年轻人中分析大脑功能的可行性。其次，它提供的证据证明了在前额叶皮层的功能上存在发展差异。从那时起，使用 Go/No – Go 任务或其他认知控制任务的研究已经表明，在面对认知控制的挑战时，与成人相比，年轻参与者依靠更大、更分散的前额叶皮层（Casey，Galván，and Hare，2005）。目前，人们普遍认为，前额叶皮层功能发育迟缓会导致年轻参与者自我控制和行为调节受限（Casey and Caudle，2013）。也有证据表明，随着年龄增长，与任务表现有关的前额叶皮层功能激活的模式发生变化，会变得更集中或更精细，而与参与者执行任务不相关的大脑区域的活动下降（Durston，Davidson，et al.，2006）。

专栏5.3　认知控制任务

许多不同的计算任务都被用来评估认知控制，本专栏介绍研究认知控制发展最常用的方法。

侧抑制任务。该任务用于评估在特定环境下抑制不适当反应的能力。目标刺激物被非目标刺激物包围着，这些非目标刺激物引发的反应或者与目标刺激物引发的反应相一致（一致的侧抑制），或是相反的反应（不一致的侧抑制），或既不一致也不相反（中性的侧抑制）（Eriksen and Eriksen，1974）。下方的图中，目标刺激是中间的箭头。

试验类型	刺激物
一致的侧抑制试验	> > >
不一致的侧抑制试验	< > <
中性试验	x > x

Go/No-Go **任务**。Go/No-Go A 任务，在此任务中，刺激物连续呈现，参与者对每个刺激物执行二元决策。其中一种结果要求参与者做出动作反应（go），而另一种结果要求参与者抑制做出反应（no-go）。测量儿童对每个事件反应的准确性和反应时间。Go 事件通常比 No-go 事件发生的频率更高。一种特殊类型的

刺激除外，参与者被要求对其他所有刺激做出按键反应。在成年人中，刺激物通常是字母表中的字母，他们被要求对除 x 之外的其他所有字母做出按键反应。在适宜儿童的版本中通常包括卡通人物。例如，宠物小精灵版本指示参与者对除喵喵（神奇宝贝）之外的所有角色做出按键反应。测试对情绪反应的 Go/No-go 任务通常使用一系列的情绪（图片或文字）。参与者被要求对其他所有情绪做出按键反应，抑制对某种特定情绪的反应（例如，"对除快乐面孔之外的其他图片做出按键反应"）。

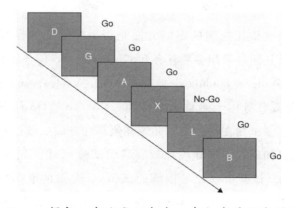

Stroop **任务**。在这类任务中，参与者看用各种颜色墨水书写的颜色词，并被指导为墨水的颜色命名。在不一致的刺激物中，颜色词和墨水颜色是不匹配的。与墨水颜色与颜色词匹配时相比，当用于书写颜色词（例如，"蓝色""绿色"，或"红色"）的墨水颜色不是该词所指的颜色时（例如，"红"这个词用蓝色墨水书写而不是红墨水），命名词的颜色需要更长时间，并且更

容易出错。

反向眼跳任务。在这类任务中，研究人员要求参与者注视一个中心位置的目标。然后一个刺激物，比如光，出现在目标的某一边。这时，参与者被要求将眼睛飞快转到（定向眼球运动）与光相反的方向。

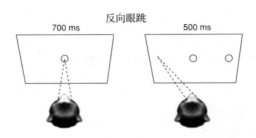

反向眼跳

为了测试认知控制的不同方面是否由相同的神经区域所支持，邦奇及其同事采用侧翼任务和 Go/No-Go 任务进行了 fMRI 研究（Bunge, Dudukovic, Thomason, Vaidya, and Gabrieli, 2002）。侧翼任务用于测量干扰抑制，Go/no/Go 任务用于测量反应抑制。虽然在行为上，儿童在侧翼任务的一致性和中性试验中表现得和成人一样好（比较容易的试验），但在不一致性试验和 No-go 试验中（比较困难的试验），儿童的准确性不如成人。这表明，尽管儿童在认知控制的某些方面和成人一样熟练，但当他们被要求压制干扰信息和抑制反应时，他们会面临更大程度的挣扎。在所有条件下，他们的反应都比成年人慢，这可能反映了他们髓鞘轴突的不成熟。干扰效应的证据来自这样一个发现，与中性（更容易）的试验相比，不一致的刺激物致使孩子的反应慢了 45 毫秒。相比之下，成人对不一致刺激物的反应时间只增加了 22 毫秒。45 毫秒似乎不是很长的时间，但是考虑到我们的大脑在 15 毫秒内处理视觉信息，这实际上是相当大的延迟了。

专栏5.4　非典型发展中的前额叶皮层神经元数量

　　人类前额叶皮层的发育旷日持久。它也是人脑中因年龄、个体和病理状态不同而表现出最大变化的的区域之一。例如，非典型的前额叶皮层发育通常先于与自闭症相关的临床表型。过度发育和神经功能障碍在9～18个月大的孩子身上表现得很明显（Courchesne Carper, and Akshoomoff, 2003），并且当自闭症个体进入青春期时，他们的神经生物学轨迹明显不同。美国国家脑库和美国国家卫生研究院对有自闭症和没有自闭症的儿童进行尸体组织检查，以量化前额叶皮层的神经元数量。这些儿童的年龄从2岁至16岁不等。大多数儿童死于急性全身缺血性缺氧（溺水、上吊、触电），一个死于车祸、一个死于横纹肌肉瘤以及一个死于心脏骤停。自闭症组的脑重量较正常年龄组平均脑重量偏离17.6%，对照组的脑重量较正常年龄组平均脑重量偏离0.2%，自闭症组与对照组的脑重量差异显著。此外，两组间的前额叶皮层神经元数量也有显著差异：与对照组相比，自闭症个体的前额叶背外侧皮层神经元增加67%。自闭症青少年的平均神经元数量为19.4亿个，而没有自闭症的青少年的平均神经元数量为11.6亿个。即使在控制了个体的年龄之后，这些显著的差异仍然存在。有趣的是，这些尸检数据与使用自闭症学步儿的磁共振成像容积数据观察到的解剖差异相吻合（Carper and Courchesne, 2005）。正如我们在第4章中了解到的，绝大多数皮层神经元是在出生前产生的（关于出生后是否存在皮层神经形成的证据实际上是喜忧参半的）。因此，研究者指出，他们在自闭症儿童中观察到的神经元数量的病理性增加表明了自闭症的产前原因，包括过度增殖、修剪减少，或者两者兼而有之（Gohlke，Griffith，and Faustman，2007）。皮质神经元增殖通常会导致，在妊娠 10～20 周期间，神经元的净过剩率高达 100%。在妊娠晚期和出生后不久，规范的细胞清除机制（细胞凋亡）清除神经元。这一过程中的畸变可能导致大脑中的神经元过剩（Kanold，2009）。

是什么帮助成年人克服分心刺激的潜在干扰作用？在不一致试验中，与儿童相比，成人的右腹外侧前额叶皮层区域表现出更大的激活，特别是布罗德曼 44 区（额下回岛盖部）和布罗德曼 47 区（眶皮层）出现更大的激活。相比之下，儿童依赖左侧腹外侧前额叶皮层区域，包括布罗德曼 45 区（额下回三角部）和布罗德曼 13 区（后岛叶皮质）。事实上，儿童左腹外侧前额叶皮层的激活程度与成人右腹外侧前额叶皮层的激活程度相同。这就解释了为什么孩子们能完成这项任务，只是没有成年人完成得好（或者说快）：因为他们依赖的大脑区域根本没有成年人使用的区域那么有用。这就像我们怎么能想象用瑞士军刀打开一个纸板箱一样，因为美工刀更适合这项工作。同样，一个特定的大脑区域能够（而且确实）帮助完成一项任务，并不意味着它就是这项工作的最佳区域。神经认知发展的一个主要功能是，帮助发育中的大脑确定，通常是通过反复试误，哪些大脑区域和系统最适合应对特定的认知挑战。邦奇（Bunge）的研究支持了这一观点，并表明随着前额叶皮层变得更加成熟，认知策略和提供支持作用的神经区域发生了转变。

一般来说，来自不同实验室的研究表明，在 Go/No‑go 任务（Rubia et al.，2006；Tamm et al.，2002），侧抑制任务（Bunge et al.，2002），停止任务（Rubia，Smith，Taylor，and Brammer，2007），Stroop 任务（Marsh et al.，2006）和反向眼跳任务（Luna，Padmanabhan，and O'Hearn，2010）中，随着年龄的增长，额下回（IFG）和运动前区的激活增加（Bunge et al.，2002；Rubia et al.，2000）。

然而，更多的激活并不一定是优势或总是预示着更成熟。这些研究中的某些研究以及其他一些研究报告，其他前额叶区域的激活出现了与年龄相关的减少，包括额下回和内侧额叶脑回。例如，一项在 8～20 岁个体中进行的 Go/No‑Go 研究显示，内侧额叶脑回的激活增加，额下回的激活减少了（Tamm et al.，2002）。这些作者假设，随着年龄的增长，内侧额叶激活的增加反映了抑制过程的改善，这与较年幼个体该区域信息处理的局限性有关；而与年龄有关的额下回激活的减少则反映出，随着年龄的增长进行抑制控制所需的努力在减少（Luna et al.，2010）。卢那及其同事还报告说，相对于年龄更小或更大的群体，青少年表现出更多的背外侧前额叶激活，这也许反映出尽管青少年表现出与成人一样的抑制，但要做到这一点需要更大的努力（Luna et al.，2001）。

5.6.1　动机性认知控制

在下一章中，我们将学习动机系统对青少年行为的强烈影响。在一项精巧的研究中，研究人员的目的是确定这种奖励和动机偏差在青少年认知控制挑战中是否有用（Geier and Luna，2009）。他们为传统的反向眼跳任务（见专栏 5.3）添加了一个奖励成分，在这个版本中，参与者获得了在某些实验中赚钱的机会。在有奖励和没有奖励的实验中，成年人的表现都非常好（大约90%的准确率），两种试验类型之间的表现不存在显著差异。然而，青少年群体的情况并非如此，在知道自己会得到金钱奖励的实验中，他们的表现得到了显著改善。青少年的这种行为改变与奖赏实验中，腹侧纹状体出现更大的激活。事实上，对比有奖励与没奖励的实验，成人大脑的激活相对来说没有变化，似乎成年人的大脑在完成任务过程中，没有使用这一信息。相比之下，青少年的大脑则完全专注于这一信息来完成任务！这表明，激励可以提高青少年的认知控制能力。

5.6.2 情绪干扰

儿童和青少年更容易受到干扰，所以他们的认知控制比成人差。研究表明，当干扰因素是一种情绪时，认知的发展差异就更大了。这对于理解青春期的人来说尤其重要，因为他们的情绪反应性很强。个体必须经常调节情绪，以便表现出适当的行为，例如，当必须控制沮丧情绪或抵制诱惑时。为了研究情绪对认知控制的影响，研究人员经常将情绪成分添加到认知控制任务中。Go/No-Go任务是在白色屏幕上呈现字母。在情绪版本的Go/No-Go任务中，这些字母出现在情绪场景或情绪图像的背景下。这些图像中可能有一个哭闹的男孩或一只展示其毒牙的凶猛的蛇，还有积极情绪和非情绪化的图像，比如可爱的小狗或家庭用品，作为控制。通过这项任务，科恩-吉尔伯特和托马斯（Cohen-Gilbert and Thomas，2013）发现，当字母呈现在积极或中性图像的背景上时，青春期前和青春期的个体与成人的表现没有什么不同。然而，当这些字母出现在消极的图像背景上时，他们的认知控制就会受到极大的损害。研究者将这些发现解释为，在需要施加抑制控制的时候，较年轻的青少年比年长的青少年和成年人更容易受到情绪信息的干扰（Cohen‐Gilbert and Thomas，2013）。此外，在这个年龄段内，情绪输入似乎更容易使监管工作脱轨，即使情绪信息与监管任务没有直接关系。

一项神经成像研究也考察了情绪对认知控制的影响，并发现了类似的效应。萨默维尔及其同事们在情绪版 Go/No‐Go 任务中用情绪化的面孔来代替字母，他们报告说，相比中性线索条件，参与者在情绪线索条件下实施认知控制时，他们表现得犹豫不决（Somerville，Hare，and Casey，2011）。这种行为上的缺陷伴随着腹侧纹状体激活的增强，这种效应在儿童或成人中没有被观察到。事实上，在非情绪化条件下，青少年的表现和成年人一样好。这些数据提醒我们，虽然认知控制和支持它的神经系统在青少年时期持续成熟，但青少年确实能够在非情绪化条件下有效地进行认知控制。然而，在情绪化条件下，青少年的认知控制需要的行为和神经资源确实比成人多一点（有时甚至多很多）。

5.6.3 认知控制的个体差异

假如有人断言，所有的儿童和青少年都在与认知控制作斗争，或者他们缺乏自我控制是因为不成熟的前额叶皮层，这过于简单化了。很明显，青少年在这方面的表现程度各不相同，这就说明，考虑个体差异在行为和大脑发育中的作用非常重要。

一项创新研究通过在两个时间点评估参与者考察了这个问题：相隔 40 年！这在心理学研究中是非常不寻常和创新的。在最初的研究中，研究者评估了一群 4 岁的学龄前儿童的延迟满足，即一种抵抗即时奖励的诱惑，以获得更大的回报的能力。延迟满足是认知控制的一种形式。沃尔特·米歇尔和他的同事们用著名的"棉花糖测试"来检验孩子们会选择即时的小奖励（一块棉花糖）还是等待几分钟后从而获得更大的奖励（两块棉花糖）。图 5.6 是其中一个孩子在实验中的表现，这个实验已经在世界各地的实验室里进行了复制。在最初的研究中，孩子们的行为可分为两类：（1）孩子们的自控能力有限，几乎立刻就吃了（低延迟满足）；或（2）较强的自控能力，孩子们等待到指令规定的时间，以获得两块棉花糖（高延迟满足）。这两种行为表明了自我控制的个体差异。在对同一个样本（现在 40 多岁）进行的后续追踪研究中，米歇尔与 B. J. 凯西合作研究个体自我控制差异的稳定性。他们发现，那些在 4 岁时更难延迟满足的人，在 40 年后继续表现出较少的自我控制（Casey et al., 2011）。在后续考察中，参与者在进行 fMRI 时进行了 Go/No-Go 任务。那些被归类为"低延迟满足"（低自我控制）的人比那些被归类为"高延迟满足"的孩子更难控制他们的行为。他们的腹外侧前额叶皮层也表现出较少的激活，这表明较差的反应抑制是由于前额叶皮层的未充分参与所致。特别有趣的是，这一效应并不局限于实验室：那些被归类为高延迟满足的个体在生活的其他方面也表现出优势。通常，他们的 SAT 分数高达 210 分，成年后的收入更高，心理健康状况普遍较好。相比之下，那些被归类为低延迟满足人则经历了更多的人际关系问题、更高的肥胖率、犯罪行为和毒瘾，以及较差的学术和工作表现。这些发现强调了个体在自我控制方面的差异独立于年龄，并且可以贯穿一生。

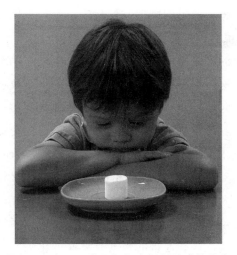

图 5.6　在延迟满足任务中抵制诱惑的儿童

5.7　功能连接

认知神经科学最有价值的创新之一就是运用统计工具，它使我们能够测量大脑的功能连接。在第 3 章中，我们更详细地了解了功能连接，这是研究不同的大脑区域和神经网络在执行某一特定任务时（甚至是在静息状态下）如何相互交流的研究。

行为的认知控制是由广泛的大脑区域网络支撑的，包括前额叶和顶叶皮层，它们与皮层下区域相互作用，包括纹状体、丘脑、小脑和脑干，形成一种支持自上而下的行为控制的回路（Sweeney et al.，1996）。比阿特丽斯·卢娜和她的同事们使用了功能连接性的一种方法来表明，由前额叶皮层控制的连接在从儿童期到青春期过渡的过程中逐渐建立起来，并在成年期得到强化（Hwang，Velanova，and Luna，2010）。图 5.7 说明了这些发现。

注意大脑透视图上的黑圆圈，它们代表了参与认知控制最多的脑区（节点）。虽然这一章主要集中在前额叶皮层，但在大脑皮层也有很多其他的区域扮演着重要的角色。图像上的箭头表示控制方向。例如，这些数据表明，前额叶皮层的一个重要区域，IFG，控制了皮层下区域。箭头的粗细表示这些连接在整个开发过程中变得更强或更弱。在成人和青少年中得到增强的交流与认知过程随着年龄增长的改善有关（Stevens，Kiehl，Pearlson，and Calhoun，2007）。从孩提时代起，相同的基础连接就很明显了。这些数据表明，大脑区域之间的基本体系结构和相互间的交流在相当早的时候就建立了，而且在整个一生中这一体系结构具有很强的稳定性。然而，这些连接的强度有哪些变化呢？除了标准化的成熟，经验在很大程度上促进了这一强度。

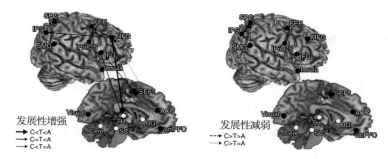

图 5.7　认知控制所基于的功能连接性的发展模式

图中说明了儿童（C）、青少年（T）和成人（A）参与者的哪些节点在连接性上表现出了发展性增强的节点（左），哪些节点在连接性上表现出了发展性减弱（右）。双侧顶叶皮层；**IPS** = 双侧顶内沟；**SMG** = 双侧缘上回；**FEF** = 额叶视区；**MFG** = 额内侧回；**IPreCS** = 双侧前中央沟下侧；**IFG** = 额下回；**Cere** = 小脑；**TH** = 双侧背侧丘脑；**SC** = 上丘；**SEF** = 辅助眼区；**ACC** = 前扣带回；**vmPFC** = 腹内侧前额叶皮层；**BG** = 基底神经节。

5.8　工作记忆

工作记忆指的是对新信息和先前习得信息的临时存储和加工。因为它是一种在短时间内将信息保持在线并进行认知加工的能力，所以工作记忆是神经认知的一个重要组成部分。没有它，我们的推理、学习和注意力的保持将面临巨大挑战。我们将很难在谈话中保持专注，很难记住如何驾驶汽车，或者如何复习以迎接考试。虽然基本的工作记忆技能及其神经基质是在生命早期建立起来的，但工作记忆的改善和成熟仍然存在于青春期（Luna et al.，2015）。

我们可以通过多种方式评估工作记忆，包括通过语言、数字和空间工作记忆任务。在整个童年期，所有这些领域都会得到改善。但对儿童来说，也许最有用的评估方式是依赖空间工作记忆的任务，因为他们缺乏成熟的语言理解和策略（年长儿童和成年人的语言理解及策略性会更好）。眼动延缓反应任务（ODR）是一种经典的空间工作记忆任务。在任务中参与者先注视电脑屏幕上的某个目标，然后经历不同时长的延迟（在这段时间内参与者盯视电脑屏幕正中央的刺激物），再之后对先前出现目标的位置做出眼球运动（也被称为"眼球快速扫视"）。你可以想象延迟周期越长，就越难记住目标刺激出现的位置。成年人对这项任务很在行，然而研究表明，孩子们的这项能力直到青少年期才开始与成年人相匹配（Luna et al.，2004）。在不同难度水平的任务上，这种发展模式是显而易见的（通过改变延迟周期来操纵）。

是什么导致了工作记忆的长期发展？除了需要维持工作记忆的神经基质的不断发展之外，还因为相关认知结构受到成熟的限制。例如，年幼的孩子更难忽视分散注意力的信息，主要是由于抑制的不成熟，从而削弱了展示成熟工作记忆的能力。如果延迟期间出现了竞争信息，这种干扰尤其明显（Bjorklund and Harnishfeger，1990）。与青少年相比，成年人也更有可能在工作记忆期间使用诸如口头复述或联想（将需要记住的项目联系起来）等策略（Van Leijenhorst，Crone and Van der Molen，2007）。这些策略帮助个体利用其他神经系统来支持手头的任务。当研究明确引导儿童和青少年使用辅助策略时，就像成年人自发使用一样，他们在工作记忆中的表现会得到改善。然而，他们的改善是有限的，而且通常达不到成人的精确度。这表明，工作记忆是一种依赖于分布式认知策略和神经基质的整体过程。卢那和他的同事们（2010）认为，整个青春期持续得以改善的是"精确、控制分心和监控执行的能力，从而产生了更精确和更灵活的工作记忆。也就是说，工作记忆在早期就开始发展，但是与保持表征精确性有关的过程会随着年龄的增长而不断提高"。

与认知控制的其他方面类似，工作记忆是由一个广泛的神经区域网络支撑的，每一个神经区域都随发展而成熟。儿童和青少年工作记忆能力的增强与大脑活动呈正相关，最常被定位于顶叶内皮层、额上沟和背侧前额叶皮层（Klingberg，Forssberg，and Westerberg，2002；Kwon，Reiss，and Menon，2002）。在工作记忆中，VLPFC、纹状体、颞中回和小脑同样活跃（Fuster，2001）。

使用简单工作记忆任务（例如，需要对之前的线索加以保持的 n-back 任务，）的 fMRI 研究一致表明，前额叶和顶叶系统早在 8 岁时就参与了工作记忆任务，但激活的幅度会随发展而改变。相比之下，使用更复杂工作记忆任务的研究——操纵信息（Crone，Wendelken，Donohue，Van Leijenhorst，Bunge，2006）

和监测信息（Oleson，Macoveanu，Tegner，and Klingberg，2007）的研究表明，儿童和成年人用来完成任务的区域有所不同。青少年表现出一种不同于儿童和成人的有趣的激活和行为模式：虽然他们的表现优于儿童（和成年人一样好），但他们需要在背外侧前额叶皮层的更广泛的激活，这表明要做到这一点，他们可能需要更大的努力。基于众多工作记忆研究，科学家们认为，前额叶皮层可能支持工作记忆的一般执行方面，包括抑制干扰因素和操纵相关信息，顶叶皮层可能支持工作记忆的记忆方面（Luna et al.，2010）。有证据表明，这些区域并不是孤立地起作用。工作记忆能力的改善与这些区域的整合相关联。纵向研究表明，工作记忆的发展有一个重要基础，那就是额顶叶和额纹状体神经束的白质连接（Darki and Klingberg，2014）。

5.9　意义

在本章中，我们了解了前额叶皮层的复杂、动态和长期发展。很显然，正是这些特征使前额皮层具有环境"可塑性"。它既依赖又接受它所处世界的输入。这个叙述应该会让你想起我们在第四章学习的神经可塑性的知识。前额叶皮层具有可塑性吗？和其他的科学问题一样，答案既是肯定的也是否定的，这要视情况而定。是的，它能适应环境，特别是在早期发展的"修剪"阶段。不，这种程度的可塑性并不会贯穿一生，我们也不清楚它是否发生在神经元层面。这取决于输入的时间和输入的神经目标。我们所知道的是，最有活力和经历最持久的发展认知要素是最容易改变的。认知和神经认知发展具有可塑性的最坚实的证据来自针对认知控制功能的干预研究。大多数的干预措施都集中在抑制控制、工作记忆和认知灵活性上，它们有时被统称为"执行功能"，它们都依赖于前额叶皮层。这些研究大多是在有执行功能问题的儿童和青少年中进行的，他们因此表现出学业、人际关系和精神健康方面的障碍。在生命早期，提高这些认知能力是很关键的，因为早期儿童的执行功能问题可以预测他们以后的生活（Friedman et al. ，2007）。

有关认知干预的文献有很多，因此对它们的回顾恐怕需要一本书。感兴趣的读者可以看戴蒙德（Diamond，2012）对这些干预措施进行的全面回顾。相反，我们将把重点放在共同的主题上，该领域中已被证明是最可靠、最有效和可推广到现实世界的干预措施。第一，拥有最大改进空间的年轻人才是改善最多的人（Diamond，2012）。第二，熟能生巧。基于大脑通过反复接触来实现最佳学习这一事实，大多数训练计划会持续几个周。第三，并非所有的认知领域都被平等创造。例如，工作记忆训练就有许多种，一个接受过空间和时间工作记忆训练的孩子，其工作记忆能力会得到整体提高。第四，一种干预不可能适合所有人。对一个群体的参与者（也许他们的年龄、种族或收入状况各不相同）来说非常有效的方法，对于另一个群体可能就毫无效果。当然，抑制控制训练的成功与否取决于参与者的年龄。尽管 9 岁的孩子在使用计算机化的训练计划中表现出了认知灵活性和抑制控制的改善，但迄今为止还没有证据表明 4～6 岁的孩子也有类似的收获。最后，体育锻炼有助于提高认知控制。与计算机化的训练相比，虽然很少有研究考察体育活动（如锻炼计划和瑜伽/正念计划）的益处，但令人鼓舞的证据表明，这是值得去做的。一项研究发现，被随机分配到瑜伽训练中的少女（10～13 岁）比不接受瑜伽训练的同龄人在计划性和认知灵活性方面有更大的改善

（Manjunath and Telles，2001）。其他研究表明，包括体育活动和个性发展在内的活动有助于青少年改善基本的神经认知，如工作记忆、抑制和学业表现（Esteban－Cornejo et al.，2015）。

随着时间的推移，认知训练的影响会持续多久仍然是未知的。然而，有充分的证据表明，这些项目会带来（至少有一些）改进。除了确定它们有多有效外，还有待考察的是，对没有神经认知障碍的参与者进行干预是否是个好主意。我们知道，相对于成人，儿童神经认知的相对劣势是由于前额叶皮层的不成熟。也许这具有生物学意义，对我们的物种而言，处于不成熟状态有其适应性。

本章小结

- 高级认知将人类和非人类动物区分开来。
- 前额叶皮层是高级认知的核心。
- 前额叶皮层直到 25 岁左右依然表现出了持续的发展，是最后一个发展的大脑区域。
- 前额叶皮层与其他皮层区域及皮层下区域一起起作用，支持认知控制、工作记忆和反应抑制。
- 发育障碍说明了前额叶皮层结构和功能上的缺陷。
- 儿童和青少年的认知控制缺陷与前额叶皮层发育迟缓相对应。
- 工作记忆也显示出发育迟缓，这是基于前额叶皮层及其与其他大脑区域相互作用的发育迟缓。

问答回顾

1. 完成神经认知的三个主要领域是什么？
2. 前额叶皮层在神经认知中的作用是什么？

3. 在整个发展过程中，神经机制如何是支持认知控制的变化的？
4. 在青少年时期，认知控制和动机背后的神经机制是如何相互作用的？

延伸阅读

Casey, B. J., and Caudle, K. (2013). The teenage brain: self control. *Current Directions in Psychological Science*, 22, 82 −87.

Diamond, A. (2012). Activities and programs that improve children's executive functions. *Current Directions in Psychological Science*, 21 (5), 335 −341.

Luna, B., Marek, S., Larsen, B., Tervo − Clemmens, B., and Chahal, R. (2015). An integrative model of the maturation of cognitive control. *Annual Review of Neuroscience*, 38, 151 −170.

Miller, E. K., and Cohen, J. D. (2001). An integrative theory of prefrontal cortex function. *Annual Review of Neuroscience*, 24, 167 − 202.

第6章　动机系统

学习目标

- 学习支持奖赏过程的神经系统。
- 讨论多巴胺在奖赏过程中的作用。
- 了解多巴胺系统的发展。
- 讨论青少年的大脑如何支持对奖赏的高度敏感性。
- 讨论奖赏回路和冒险之间的关系。

6.1　引言

　　花点时间想想你最美好的记忆。如果你和大多数人一样，你可能会想到你的青春期或者成年早期。青少年通常是最欢乐的，这是巧合吗？但是正如我们本章将要回顾的内容，青少年比儿童或成人更喜欢玩乐、寻求奖赏和做出更大冒险行为，这种倾向是有神经生物学上的解释的。事实证明，这不仅仅是因为他们的亲密友谊，还与中脑边缘区域发生的变化有关。中脑边缘系统通常被称为大脑中的激励系统，因为它在激励和动员有机体方面发挥着重要作用。本章的前半部分将集中讨论关于青少年处理奖赏和危险行为的神经系统，我们知道些什么；后半部分我们将回顾边缘系统在学习中的作用。

6. 2　什么是奖赏

　　奖赏是使有机体感到愉快的任何刺激。对我们中的一些人来说，这种刺激可能是一块巧克力（图6.1）或考试得高分。尽管每个人所谓的奖赏存在巨大的个体差异，但控制奖赏的神经区域有一些共同特征。首先，它们富含神经递质多巴胺，彼此之间经常交流，构成了所谓的"奖赏系统"。其次，处理奖赏的神经系统在不同的年龄、生物体和物种中普遍存在。这意味着猴子的大脑处理奖赏的方式与人类大脑非常相似，通过使用神经递质多巴胺来处理奖赏。最后，大脑处理不同类型奖赏的方式是一致的，包括初级奖赏，比如糖，次要的奖赏，比如金钱。在整个发展过程中，生物体对奖赏的反应、寻求奖赏和为获得奖赏而工作的方式发生了显著变化。最大的变化发生在发展的两个关键点上：随着个体进入青春期和走出青春期，青少年比其他年龄组对奖赏更加敏感，更容易作出反应。相对于儿童或成人，青少年表现出更强的行为动机以获得奖赏和更大的唤醒来响应奖赏（Galván，2013b）。还存在一个奖赏和刺激寻求行为的高峰值点（Steinberg et al.，2009），与较年长和较年幼的个体相比，青少年中期的个体对金钱奖赏（Smith，Xiao，and Bechara，2012）和社会性奖赏（Albert，Chein，and Steinberg，2013）更敏感，甚至对甜的物质有更大的反应（Galván and McGlennen，2013；Post and Kemper，1993）。

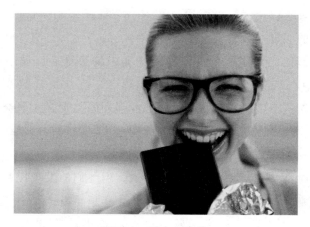

图 6.1　巧克力奖赏

6.3　奖赏系统

奖赏系统（reward system），受到最多研究的大脑系统之一，是研究者偶然发现一个系统。麦吉尔大学的博士后学者詹姆斯·奥尔德斯（James Olds）在与彼得·米尔纳（Peter Milner）合作时发现了一个有趣的现象：老鼠似乎喜欢在大脑的某个特定区域受到刺激。他和米尔纳一直在刺激大鼠大脑的某些区域，主要是边缘系统，以验证电刺激会导致不舒服的假设。在实验中，他将电极植入大鼠的大脑，当大鼠进入笼子的某个角落时，就会通过电流。他预测，如果它们觉得电刺激不舒服，就会从那个角落里跑开。但他所看到的结果令他很吃惊。他注意到，大鼠没有逃跑，而是在第一次刺激后很快就会回到那个角落，第二次刺激后甚至更快回到那个角落！奥尔德斯和米尔纳很快意识到，大鼠们发现对大脑该区域的刺激会带来快感。为了证实这一假设，他们操纵试验装置以使大鼠可以通过按下一个杠杆来刺激自己的大脑。与他们的假设一致，大鼠按下杠杆的次数高达每小时 700 次！不久之后，他们宣布这个大脑区域（即中脑边缘多巴胺系统）为"快乐中心"（Olds and Milner，1954）。它现在更常被称为奖赏系统。对这个系统的刺激会带来如此强烈的奖赏，大鼠会反复自我刺激，甚至不吃不喝，到了如此的地步，以致它们最终死于疲劳（Routtenberg，1978）。

当时奥尔德斯和米尔纳并不知道，但他们的发现掀起了一股研究奖赏系统的浪潮。从那以后的几十年里，有成千上万的研究旨在更好地描述啮齿类动物、非人灵长类动物和人类的奖赏系统。

6.3.1 多巴胺系统的发展

奖赏系统的核心是神经递质多巴胺（dopamine）。尽管其他神经递质也会在机体感受到奖赏时释放，但多巴胺的释放最为持久和强烈。我们无法测量人类大脑中多巴胺的实际水平，但幸运的是，许多哺乳动物，包括啮齿动物和非人灵长类动物，都表现出与人类类似的与奖赏相关的行为模式。进化过程中保留下来的多巴胺调节的奖赏过程（Spear，2011）使我们能够从动物身上了解多巴胺系统。

研究者通过研究不同年龄的大鼠发现，与年龄更小或更大的大鼠相比，少年大鼠表现出更多的奖赏和新奇追求（Douglas，Varlinskaya，and Spear，2003）、冒险行为、社会互动（Douglas，Varlinskaya，and Spear，2004）和完成行为（Friemel，Spanagel，and Schneider，2010）。例如，青春期的大鼠比成年大鼠对蔗糖带来的快感更为敏感（Wilmouth and Spear，2009）。与成年大鼠相比，它们对新奇事物和同伴交往的行为反应也更强（Varlinskaya and Spear，2008）。人类青少年比成年人更倾向于服用药物，在大鼠（Brenhouse and Andersen，2008）和非人灵长类动物（Nelson et al.，2009）中也观察到了这样的现象。事实上，青春期的大鼠在有其他大鼠在场的情况下比独处时更有可能饮酒（Logue，Chein，Gould，Holliday，and Steinberg，2014）。听起来很像人类青少年的行为，不是吗？这些观察消除了这样一种观点，即人类青少年受到驱动去追求奖赏和冒险行为，仅仅是因为他们模仿朋友的行为。相反，不同物种的青少年个体均保留的特定行为表明，可能存在一些神经生物学的原因导致青春期个体更多地去奖赏寻求和冒险。啮齿动物模型显示，青春期的中脑边缘多巴胺系统经历了显著的变化。在大脑中有一个叫作纹状体的关键区域，其多巴胺水平在青春期会增加，多巴胺受体的表达从青春期前到青春期也会增加（Anderson，Dumont，and Teicher，1997）。一些报告也指出，在青春期多巴胺受体产生过剩，随后会发生修剪（Teicher，Andersen，and Hostetter，1995）。博拉尼奥斯及其同事证明，青春期大鼠的大脑纹状体切片对多巴胺吸收抑制剂可卡因和诺米芬西汀的敏感性高于成人（Bolanos，Glatt，and Jackson，1998），这表明对于滥用药物，青少年的大脑有更灵敏的神经化学反应。

与成年鼠相比，青春期大鼠的大脑在受到环境或药物挑战的刺激时会释放更多多巴胺（Laviola，Pasucci，and Pieretti，2001），但基础条件下多巴胺的释放减少了（Andersen and Gazzara，1993），并且在社会互动后多巴胺的释放持续时间更长（Robinson，Zitzman，Smith，and Spear，2011）。

青春期多巴胺能重组的类似模式可以在前额叶皮层中观察

到，尽管其等待期更长（Andersen，Thompson，Rutstein，Hostetter，and Teicher，2000）。在啮齿动物中，与年长或年幼个体相比，青春期个体的前额叶皮层的神经元表现出更高水平的多巴胺受体（Brenhouse，Sonntag，and Andersen，2008）。同样，期待奖赏带来的多巴胺神经元的放电率（McCutcheon and Marinelli，2009）及其激活的多巴胺神经元的数量在青少年期达到峰值（Sturman and Moghaddam，2012）。综上所述，这些数据表明，在青春期，多巴胺神经化学的变化可能会改变个体对药物、社会互动和完成性行为带来的奖赏的敏感性。

6.3.2 奖赏神经回路系统

参与奖赏过程的神经回路是由多巴胺丰富的区域和/或接受多巴胺能神经元支配的区域组成。多巴胺是一种神经递质，是一种由神经元释放的化学物质。对其他神经元来说它是一种信号，它对检测、回应和从奖赏事件中学习起着关键作用（Schultz，Dayan，and Montague，1997）。当机体经历奖赏（Roitman，Wheeler，Wightman，and Carelli，2008）、吸食药物或食物（Volkow，Wang，Fowler，and Tomasi，2012）、参与社会互动（Robinson，Heien，and Wightman，2002）以及对意外事件或刺激做出反应（Takahashi et al.，2009）时，多巴胺神经元产生兴奋。

该网络的中心是皮质－腹侧基底神经节回路（Haber，2011），它由一个分布式的神经网络组成，包括腹侧纹状体、前扣带皮层、眼窝额叶皮层、腹侧苍白球和中脑多巴胺神经元。图6.2展示了这个复杂的组织。此外，包括背外侧前额叶皮层、杏仁核、海马、丘脑、松果体缰和脑干区域在内的辅助结构有助于调节奖赏神经回路（Haber and Knutson，2010）。这一网络协同工作，从环境中整合与奖励相关的信息，以产生相关的动作输出（Everitt and Robbins，2005）。腹侧纹状体是纹状体区域中对人类的奖赏起着最重要作用的区域。它包括伏隔核和尾状核与壳核之间的广泛连续区（Heimer et al.，1999）。到达腹侧纹状体的大部分神经信号来自眼窝额叶皮层、岛叶皮层、扣带皮层和杏仁核（Haber，2011）。总之，这个复杂的网络促进了有机体对奖赏进行预测、评估和反应所需要的协调努力。在基底神经节中有一种优雅的劳动分工，它产生了一个系统，在这个系统中，特定的区域负责奖赏过程的不同方面，包括奖赏价值的评估、奖赏预期、可预测性和风险。前扣带皮层和眶额区域主要调节错误预测、价值以及短期和长期收益之间的选择（Haber，2011）。腹侧纹状体和腹侧苍白球中的细胞对奖赏预期和奖赏觉察有反应。奖赏预测和错误检测信号部分是由中脑区域的多巴胺细胞产生的。此外，整个纹状体和黑质、致密部都出现了奖赏－反应激活。总之，调节奖赏、动机和情感管理的额叶区域主要投射到喙纹状体，包括伏隔核、尾状核内侧以及内侧和腹侧喙部壳核。奖赏系统的另一个重要区域是外侧单叶核，当预期奖赏没有发生时，它通过向黑质提供与奖赏相关的负信号来调节多巴胺活性的抑制（Matsumoto and Hikosaka，2009）。然而，在对成人的研究中，与纹状体相比，松果体缰受到的关注相对较少（Salas，Baldwin，de Biasi，and Montague，2010），并且在以青少年为对象的研究中，尚未有已发表的研究报告该区域在奖赏加工过程中的作用。

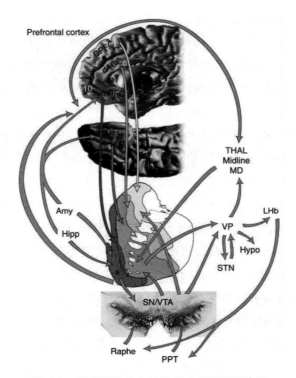

图 6.2　奖赏回路的主要脑结构和路径示意图

10 是指布罗德曼 **10** 区；红色箭头 ＝ 来自腹内侧前额叶皮层的输入；暗橙色
箭头 ＝ 来自额眶皮层的输入；浅橙色箭头 ＝ 来自大脑背侧前扣带回的输入；
黄色箭头 ＝ 来自背外侧前额叶皮层的输入；棕色箭头 ＝ 奖赏回路的其他主
要连接；**Amy** 表示杏仁核；**dACC** 表示大脑背侧前扣带回；**dPFC** 表示背
外侧前额叶皮层；**Hipp** 表示海马；**LHb** 表示外侧松果体缰；**MD** 表示背内
侧；**Hypo** 表示下丘脑；**OFC** 表示额眶皮层；**PPT** 表示脚桥核；**S** 表示壳；
SNc 表示黑质，致密部；**STN** 表示丘脑底核；**Thal** 表示丘脑；**VP** 表示腹
侧苍白球；**VTA** 表示腹侧被盖区；**vmPFC** 表示腹内侧前额叶皮层。
（**Haber and Knutson，2010**）。

6.3.3　青少年奖赏系统的 MRI 研究

在青春期，与奖赏加工有关的脑区经历了显著的发育。虽然在大约 6 岁以后，整个脑的大小保持相对稳定，但在整个发展过程中，大脑的各个区域都经历了细微但重要的解剖和功能变化。索厄尔及其同事报告了青少年和成年在额叶皮层和纹状体方面的显著差异（Sowell，Thompson，Holmes，Jernigan，and Toga，1999）。美国国家心理卫生研究所的吉德和他的同事们在一个有近 400 名儿童、青少年和青年的纵向样本中，对灰质体积进行了考察，并发现男孩和女孩在某些脑区上的差异，包括额叶和尾状核，随时间的推移而发展（Lenroot et al.，2007）。具体来说，脑和尾状核体积的峰值，女孩出现在 10.5 岁左右，男孩出现在 14.5 岁左右，而总灰质峰值，女孩出现在 8.5 岁，男孩出现在 10.5 岁（Lenroot et al.，2007）。这些数据很好地提醒了我们，并不是所有的脑区都在同一时间成熟，而且脑区的成熟时间还存在显著的性别差异。最近的一项纵向研究考察 9~23 岁个体，描绘出了一幅类似的画面：伏隔核体积峰值出现在青春期，然后在 20 来岁时下降（Urošević，Collins，Muetzel，Lim，and Luciana，2012）。此外，伏隔核的这种非线性发展模式与奖赏敏感性在青春期早期至晚期增加，随后在 20 来岁初期开始下降有关（Urošević et al.，2012）。正如下一节所讨论的，这些结构上的变化似乎具有功能上的意义，并可能有助于青少年的奖赏相关行为。

6.3.4　青少年奖赏系统的 fMRI 研究

为了考察"变动中的"奖赏系统，许多科学家在参与者执行计算机奖赏任务时使用 fMRI 扫描他们的大脑。这些任务通常包括向研究对象提供各种奖赏的机会，包括金钱奖励、社交奖励或诸如一滴果汁或糖之类的食欲奖励。

第一个关于青少年奖赏的 fMRI 研究着手解决相对简单的奖赏加工问题。在整个发展过程中，大脑处理奖赏的方式是否相似？青少年的大脑对奖赏的反应相比其他年龄的人多还是少？一些人提出假设，青少年追求奖赏和冒险是动机回路活动相对不足的结果，因此需要更高强度或频率的奖赏来达到与成年人一样的奖赏敏感性（Blum et al.，2000）。他们推断，青少年从奖赏刺激中获得的积极感觉通常较少，这促使他们通过奖赏寻求行为的增加来追求新的欲望强化物，奖赏寻求行为增加了多巴胺相关回路的活动。另一种相反的理论认为，青少年比其他年龄组的个体有更多追求奖赏的行为，是因为他们的中脑边缘回路更活跃（Chambers，Taylor，and za，2003）。

第一个解决这个问题的研究使用了货币激励延迟（MID）任务，它是一种通常被用于研究成年人奖赏加工的任务。该研究发现青少年比成年人表现出更少的奖赏系统的激活（Bjork et al.，2004）。从那以后，很多研究却发现了完全相反的结果。因此，比约克和他的同事使用改进了的 MID 任务进行了重复验证研究，提高了统计检验力，并升级了 MRJ 头部线圈，以获得更清晰的脑成像（Bjork，Smith，Chen，and Hommer，2010）。尽管有这些方法上的变化，但作者观察到了一个相似的结果，即与成年人相比，青少年表现出更少的对奖励的反应。作者推测，任务投入、所需的警惕性和奖励数量的不同，可能解释了使用 MID 任务的研究与使用更利于青少年的任务的研究的不同结果（Bjork et al.，2010）。

通过使用不同刺激和激励类型的奖赏任务，大多数关于奖赏过程的研究发现，与儿童和成人相比，青少年纹状体区域的奖赏敏感性得到了增强。在一项功能磁共振成像研究中，儿童、青少年和成年人完成一项奖赏任务，其中三个线索分别对应三个奖励值（小、中、大）（Galván al.，2006）。这个任务是基于先前在非人灵长类动物身上使用的奖励学习任务，该任务表明多巴胺的放电模式会暂时改变，以追踪最有意义的奖励信息（Fiorillo，Tobler，and Schultz，2003）。在对猴子的研究中，当口渴的猴子（在实验前数小时内没有食物或水）得到奖励（一滴果汁）时，多巴胺的分泌量是最大的。这一观察结果与奥尔兹和米尔纳更早的研究相一致，他们认为多巴胺对奖赏经历做出反应。然而，菲奥里奥和他的同事们注意到，当动物们了解到一个特定的线索（例如出现在电脑屏幕上的形状）可以预测即将到来的果汁的多少时，多巴胺神经元对奖赏预测线索的反应就会变得越来越强烈。实验结束时，多巴胺神经元对实际的奖赏交付（即得到一滴果汁）反应最低，相反，它们对暗示的反应最强烈（Fiorillo et al.，2003）。这种放电模式的改变表明，多巴胺神经元不仅仅是对奖赏做出反应，而且帮助动物学习如何预测奖励。

青少年奖赏的 fMRI 研究也显示了类似的结果：在实验的早期，当儿童、青少年和成年人在电脑屏幕上看到他们的收入时，他们的奖赏系统都表现出了强烈激活。实验结束时，面对奖赏，青少年表现出的整体激活程度最高，而成年人的激活程度最低。请注意，图 6.3 中的条形图显示，与儿童和成人相比，青少年组的激活程度更高。然而，在成年组中，最大的激活是对预测奖赏的线索（例如形状）的反应，而不是对实际奖励结果的反应，这与猴子的数据类似。特别有趣的是，这些激活的神经模式反映在组间的行为差异上。在实验开始时，三个年龄组对三种奖励类型的反应时间没有差异。然而，到实验结束时，成年人已经学会了区别对待实验条件，这可以从他们对大奖励的反应更快和对小奖励的反应最慢两方面得到证明。青少年对小奖励的反应明显变慢，儿童在三种奖励类型之间的反应没有差异。作者由此得出结论，奖赏系统对不同价值的奖赏的反应与行为有关，相比儿童和成人，青少年对奖赏表现出了高度神经敏感性（Galván al.，2006）。其他实验室使用了各种不同任务来进行研究，包括概率赏金任务（Ernst et al.，2005），反向眼跳奖赏任务（Geier，Ter-williger Teslovich，Velanova，and Luna，2010），决策奖赏任务（Jarcho et al.，2012），社会奖赏任务（Chein，Albert，O'Brien，Uckert，and Steinberg，2011）和预测误差任务（Cohen et al.，2010），结果也发现，在体验奖励时，与成年人相比，青少年的腹侧纹状体激活增强。

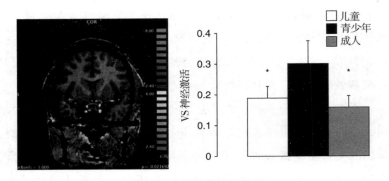

图 6.3　腹侧纹状体的激活

在儿童、青少年和成人研究参与者的 fMRI 中，金钱奖励引起腹侧纹状体的激活（左）。与儿童和成人相比，青少年组的腹侧纹状体（VS）的神经激活最强。

＊表示 p ＜. 05 的显著性（Galván et al.，2006）。

在一项纵向评估中，研究者对 200 多名年龄在 10 ~ 25 岁之间的参与者进行了两次扫描，证明了纹状体激活的峰值出现在青春期（Braams，van Duijvenvoorde，Peper，and Crone，2015）。

完成这些任务的收益都是基于参与者的表现。因此，如果不同年龄组的参与者表现不同，那么在脑激活方面的群体差异可能仅仅反映了行为差异，而不是对奖励的神经敏感性差异。这个概念类似于在第 2 章中讨论的"任务 B 问题"。然而，功能磁共振成像研究使用"被动任务"（比如，那些要求参与者不做出某种行为而是被动地体验奖赏）得出的结论与基于绩效的奖赏研究类似。一项研究中，参与者被动地观看那些在不同程度上预示着后续奖赏的形状。结果显示，在对受到的奖赏的回应上，青少年比儿童或成人表现出了更强的纹状体激活（van Leijenhorst et al.，2010）。这表明即使奖赏不取决于行为或动机差异，青少年也会对奖赏表现出过度活跃的纹状体反应。另一项研究则完全不使用金钱作为奖赏，而是模仿猴子实验，使用糖水作为奖赏。在这项研究中，当饥渴的参与者接受 fMRI 时被动饮用糖水（Galván and McGlennen，2013）。与成年人相比，青少年参与者不仅报告说糖水更令人愉快，而且他们显示了更高程度的纹状体参与。这项研究为以下观点提供了证据：奖赏系统对初级（如糖水）和次级（如金钱）奖赏都做出反应，而且这两种奖赏在青少年中引起的纹状体激活要大于成年人。总的来说，采用基于表现的任务和被动任务的研究发现都支持这样一个假设，即青少年神经发育的特征使奖赏系统的激活不成比例地增加（Chambers et al.，2003）。

6.3.5 奖赏系统的神经生理基础的成熟

纹状体富含组织铁离子（Haacke et al., 2005），这种物质支持多巴胺受体的密度加大（Erikson, Jones, and Beard, 2000），以及多巴胺神经元的功能和调节（Beard, 2003）。拉森和卢那（2015）利用这一知识对青少年多巴胺能功能进行了进一步的研究。他们用 MRI 测量了组织铁的浓度。组织铁是顺磁物质，因此强烈影响了核磁共振成像中称为 T2 加权图像的信号。在他们的分析中，他们还采用了一种巧妙的方法，即使用多元模式分析（MVPA，我们在第 3 章中已经学习过），而不是传统的 fMRI 处理分析。他们推断，MVPA 将使他们能够描述纹状体内的所有亚区域，包括尾状体、壳质和腹侧纹状体，这些区域在功能、连接和潜在的神经生物学方面是异质性的。通过使用 MVPA，他们以体素为基础评估了纹状体中与年龄相关的差异，这是一种比传统MRI 分析更精细的方法。分析显示，从 T2 * 加权图像来看，年龄具有强劲的可预测性。有趣的是，纹状体的不同亚区域表现了不同的发展轨迹，背侧区（尾状核）显示 T2 * 的强度随年龄而增加，腹侧区（伏隔核）显示 T2 * 的强度随年龄增长而减少。这些模式可以帮助我们理解为什么调节系统（包括尾状核）对行为的影响随年龄的增长而增加，而边缘系统（包括伏隔核）对行为的影响却随年龄的增长而逐渐减少。一个单独的分析显示，对伏隔核来说，年龄是最重要的预测因素，这表明在与多巴胺功能密切相关的脑区，T2 * （铁浓度的指数）与青少年的发展关系密切。总的来说，这项研究提供了强有力的证据，证明奖赏系统在青少年时期经历了重要的神经生理发展。从文献的角度来看，本研究还提供了重要的方法论贡献，表明与传统的单变量方法相比，多元分析能更好地检测纹状体亚区域与年龄相关的变化（Larsen and Luna，2015）。

6.3.6 奖赏对认知控制的影响

在第 1 章讨论的双重加工过程框架内，到目前为止我们回顾的研究支持这样一种观点，即皮层下脑区的情感系统对行为有重大影响，并且似乎有一种发展性的竞争，寻求风险和奖赏的倾向与不成熟机制相互竞争，以抑制这些倾向。事实上，前额叶区域的活跃程度增加似乎确实减轻了过度活跃的情感系统的影响。直到最近，大多数研究都没有明确地将这些系统结合起来进行研究。然而，最近一些值得注意的研究通过实施一些任务来测试参与者控制自己行为的能力（即使他们受到潜在奖励的诱惑），考察了认知控制和与奖励相关过程的整合。使用反向眼跳任务测量抑制控制的一系列研究表明，青少年参与者在有奖赏的情况下，能更好地控制行为（Geier et al.，2010；Padmanabhan，Geier，Ordaz，Teslovich，and Luna，2011）。在一个巧妙的操作中，卢那及其同事向参与者展示了一个简单的认知任务，这个任务是他们以前用来测量抑制控制的（Luna et al.，2001）。在任务中，参与者被要求将注意力集中在电脑屏幕的中央。每隔几秒钟，屏幕的一侧就会出现一盏灯，他们的任务是将目光转向灯光的相反方向（见第 5 章专栏 5.3 的说明）。看起来很容易，但实际上相当具有挑战性，需要相当大的努力。在一个新版本的实验中，参与者知道在某些试次中，他们会因为良好的行为控制（将目光转向灯光的反方向）而获得金钱奖励；这些试验被称为奖励试验。相对于不奖励良好行为的试验，当青少年知道良好行为会带来奖励的时候，他们控制自己行为的能力显著提高。在预期奖励试验的奖励期间，与成年人相比，青少年参与者腹侧纹状体和额内侧回的激活增加，尽管两组之间的任务表现是相同的（Geier et al.，2010）。据推测，激活的增强有助于显著提高青少年的准确性。在一项包括儿童、青少年和成人的追踪研究中，作者报告说，在相同的任务中，儿童和青少年（而不是成年人）在奖励试验中犯的错误比中性试验少（Padmanabhan et al.，2011）。在奖励试验中，与儿童和成人相比，青少年在包括壳核、腹侧纹状体和顶叶皮质在内的一系列区域表现出更强的激活。总的来说，这些结果表明，当青少年受到激励时，他们有能力表现得和成年人一样好，而这表明奖励（或其他激励工具）可能会改善青少年的行为管理。

6.3.7 即时奖赏与延迟奖赏的神经反应

在上一节中，我们回顾了青少年大脑对奖赏反应过度的研究。所有这些研究都涉及以金钱或糖的形式立即给予参与者的奖励。但在现实世界中，奖励往往是暂时延迟的。例如，青少年往往无法在有了欲望后立即获得奖励——他们通常必须攒钱或等待一个特殊的假期或生日来获得奖励。青少年的大脑加工即时奖励和延迟奖励的方式不同吗？如果答案是肯定的，那么它是否提供了一些见解，来解释为什么青少年在等待延迟的奖励方面通常没有成年人耐心？

延迟折现任务考察奖励寻求行为在时间上的动态变化。它们将选择延迟的、较大的奖励而不是即时的、较小的奖励予以量化。最近的神经成像研究表明，随着年龄的增长，相对于延迟奖励，选择即时奖励的人数减少，这与神经激活的变化有关。从童年到成年，这种行为转变与腹外侧前额叶皮层、腹侧纹状体、脑岛和内侧颞叶的激活减少有关，与腹内侧和背外侧前额叶皮层和双侧颞叶区域的激活增加有关（Christakou，Brammer，and Rubia，2011）。这种与年龄相关的不同神经系统的参与表明，更成熟的偏好（即选择暂时延迟但更有价值的奖励）可能是两种相互关联变化的产物：边缘区域参与的减少和前额叶调节区域参与的增加。

6.3.8 奖励加工的功能连接研究

近年来，功能连接方法的使用有所增加。这种类型的分析可以通过对青少年奖励驱动行为的概念理论进行实证检验，来为大脑的功能组织提供新见解。例如，这一方法可以帮助解开青少年表现出比成年人更强的奖励寻求行为是因为来自腹侧纹状体的信号对认知控制区域有强大的影响，还是因为前额叶皮层对奖励神经回路的调节有限。答案可能是这两种情况的组合。卓和他的同事（Cho et al.，2013）利用功能连接分析，研究了一组青少年和成年人在金钱激励延迟任务中的奖赏加工过程。在两组中，他们发现了一个核心的激励处理网络，该网络涉及伏隔核、丘脑和脑岛，丘脑对脑岛和伏隔核以及脑岛对伏隔核都有很强的影响。青少年还表现出从伏隔核到丘脑的显著连接（Cho et al.，2013）。有趣的是，青少年和成年人之间的连接调节在统计学上没有显著差异，作者推测这可能是由于样本中存在的高度个体差异。尽管如此，这项研究表明，丘脑和脑岛为伏隔核提供了有关线索的外部感受信号和有关驱动力的内部感受信号，因为它们各自在识别和回应环境中的刺激方面发挥着作用。

延迟折现研究的结果表明，腹内侧前额叶皮层和腹侧纹状体之间的年龄相关性耦合解释了整个发展过程中折现的减少

（Christakou et al.，2011）。作者推测，这意味着额叶调节区域将重新定向决策过程，引导年轻个体远离对即时可得奖赏的追求，转而像年长个体一样，从腹侧纹状体对近端奖赏的高反应性转向对可得的替代奖赏进行前后关联的价值驱动的评估（Christakou et al.，2011）。通过支持这样一个观点，即额叶和皮层下区域之间功能连接的逐步加强有助于随年龄增长的情感调节和奖励调节，这些初步研究已经开始填补现有概念框架的实证空白。与fMRI首次用于研究儿童和青少年时大脑发育知识的激增类似（Casey et al.，1997），功能连接研究将产生重要的新见解，并产生新的方法来概念化神经网络的发展。

6.4　与青少年冒险有关的神经系统因素

对青春期早期出现的叛逆和反抗的抱怨，在冒险行为达到高潮的青春期达到了一个顶峰。就你能想到的任何危险行为而言，包括酒精、香烟和毒品的尝试，高风险的性行为，轻微暴力犯罪和鲁莽驾驶等，在青少年中都有更高的发生率。家长、教育工作者和政策制定者一直想知道为什么会发生这种情况。在神经影像学出现之前，这种现象主要归因于青春期激素的变化。然而，上述对青少年奖赏系统的神经影像学研究毋庸置疑地表明，激素并不能说明全部。科学家推断，青少年冒险行为的增加也是因为青少年大脑对奖赏的敏感度提高。研究已经证实了这一假设。

冒险行为的实验室测量（见专栏6.1），包括让参与者选择接受货币赌博（冒险的选择）或兑现（安全的选择）的任务，已经表明从儿童到青少年冒险行为增加，从青少年到成年冒险行为减少（Braams et al.，2015）。图6.4说明了这种发展模式，在青少年时期冒险行为达到顶峰，正如仿真气球冒险任务（BART）中的行为所示。这一模式与之前在实验室中考察冒险行为的研究（Burnett，Bault，Coricelli，and Blakemore，2010；Figner，Mackinlay，Wilkening，and Weber，2009）、自我报告的感觉寻求（Steinberg et al.，2008），以及现实生活中的冒险行为（Eaton et al.，2012）相似。

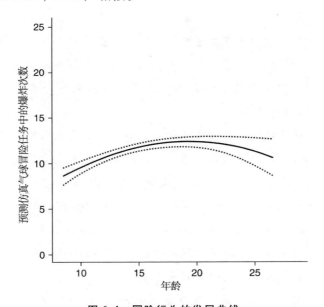

图 6.4　冒险行为的发展曲线

一项针对青少年的大型研究发现，在整个发展过程中，实验室任务中的冒险行为在青春期达到顶峰。(**Braams et al.，2015**)。

专栏 6.1　常见的实验室中的冒险任务

　　仿真气球冒险任务（BART）在每次试验中，参与者在不知道气球何时会爆炸的情况下，给仿真气球充气。每一次打气都增加了获得的潜在回报的数额，但也增加了爆炸的可能性，爆炸会导致失去试验的所有潜在收益。在大多数研究中，气球爆炸的概率是从均匀分布中得出的，参与者必须通过反复试验来获悉爆炸的概率。

剑桥赌博任务　参与者会在屏幕顶部看到 10 个盒子，每个盒子或者是红色，或者是蓝色，两种颜色盒子成一定比率。其中一个盒子下面有一个代币，参与者必须猜测该代币是在红色盒子下面还是蓝色盒子下面。在一场赌博试验中，参与者可以从分配的点数中选择一定比例，押注于自己的判断。适合年轻人的一个版本叫"蛋糕赌博任务"。

杯子任务　在每次试验中，参与者都要在风险和安全选项之间做出选择。每一次试验都有得失之分。这些选项对应着杯子的选择。风险选项包括 2~5 个杯子，其中一个杯子包含 4 美元、6 美元或 10 美元的收益（损失），其他杯子包含 0 美元。如果选择了风险选项，收益则是从这些杯子中随机选取一个。安全选项的杯子肯定能带来 2 美元的收益（损失）。

饿驴任务　饿驴任务是 Bechera 的爱荷华赌博任务的一个儿童版本；这是一项认知和情感领域的测试，最初是为了帮助检测前额皮层损伤患者的决策障碍而开发的。实验通常是计算机化的，是实时进行的，类似于真实世界中的偶然事件。驴子从四扇门中选择，每扇门都有一个苹果作为奖励或惩罚。目标是给驴子尽可能多的苹果。

混合赌博任务　给受试者呈现赌博任务，在任务中他们有 50% 的机会获得一定数量的钱，也有 50% 的机会损失其他数量的钱。受试者决定他们是否接受赌博。在不同的试验中，潜在的收益和损失是不同的。在执行任务期间，不解决赌博问题；在任务结束后，参与者可以随机选择一些赌博来玩，如果他们被接受了，就会得到真正的钱。

概率赌博任务 从一副牌中抽出两张牌，每张牌的编号从 1 到 10。在第一张牌被出示后，参与者打赌下一张牌会比第一张牌大还是小。因此，当第一张牌是 5 或 6 时，风险最大，当第一张牌是 10 或 1 时，风险为零。

风险收益的任务 按照升序（20、40 和 80）给受试者呈现一个由三个数字组成的序列。每个数字在屏幕上显示一秒钟，如果受试者在显示数字时按下一个按钮，她就会得到相应数字的分数，并立即得到积极的视觉和听觉反馈。然而，当 40 或 80 出现时，它有可能以另一种颜色出现，同时伴随消极反馈，表示损失 40 或 80 分。当这种情况发生时，试验立即结束（也就是说受试者可能不会做出回应）。

脑部扫描显示了类似的发展趋势。在应对实验室的冒险任务时，与儿童和成人相比，青少年的腹侧纹状体表现出更强的激活（Braams et al. , 2015）。即使对危险行为进行的主观评估被均衡之后，青少年的腹侧纹状体仍比成年人活跃（Barkley-Levenson and Galván, 2014）。

让参与者在高风险/高回报和低风险/低回报之间进行选择，我们会发现有趣的发展差异。在成年人中，这种类型的决策涉及大脑皮层区域的广泛网络，包括腹侧纹状体、扣带皮层和腹外侧前额叶皮层（Krain et al.，2006，2008）。在一个包含了不同年龄参与者的样本中（8～10 岁、12～14 岁、15～17 岁和19～25 岁），研究者发现，在高、低风险选择的期望值相等的试验中，8～10岁个体的选择主要是高风险/高回报的选项，而成人的选择主要是低风险/低回报的选项；青少年表现出一种中间模式（van Duijvenvoorde and Crone，2013）。这些结果似乎表明风险偏好随年龄增长而下降（即风险厌恶的增加）。

另一项研究考察了赌博任务中神经系统在风险状况下与在模棱两可状况下的反应差异。虽然它们是非常相似的结构，但风险涉及在已知结果概率条件下的选择，而模棱两可涉及在未知潜在结果概率条件下的选择。与成年人相比，青少年表现出了类似的风险规避模式（两组人都避免了风险），但更能容忍模棱两可。青少年比成年人更容易接受赌博，即使在结果概率未知的情况下（Tymula et al.，2012）。作者认为，我们在现实世界中观察到的青少年的较高冒险水平，可能反映出他们对未知事物的容忍程度较高。从生物学角度来说，这种容忍可能是有意义的，因为它将允许年轻的生物体更好地利用学习机会（Tymula et al.，2012）。

大脑的数据是否表明激素与青少年冒险行为的激增无关？当然不是。相反，它们有助于构建一个关于冒险的综合模型，其中包括神经生物学的变化以及激素的变化，这些变化是这种普遍行为的主要贡献者。在前面提到过的一项研究中，布拉姆斯及其同事考察了近300名参与者的大脑和激素对奖赏的敏感性。研究报告说，青春期的成熟与奖赏引起的腹侧纹状体反应增强有关。具体来说，睾酮与奖赏系统的激活有关，在整个发展过程中，睾酮水平较高的个体对奖赏也表现出较高的神经敏感性。这些发现类似于早期的研究，包括一项在 11 ~ 13 岁参与者中进行的纵向研究（Spielberg, Olino, Forbes, and Dahl, 2014）；一项横断面研究发现，在赌博任务中，睾丸素水平和腹侧纹状体激活之间呈正相关（Op de Macks et al. , 2011）；另一项研究表明了实验室冒险行为与睾酮水平之间的关系（Peper, Koolschijn, and Crone, 2013）。这些数据是否表明，腹侧纹状体是青少年冒险行为增加的唯一原因？当然不是。正如我们在第 3 章学到的，没有哪一个大脑区域是独立起作用的。尽管大脑的某些特定区域，如纹状体，可能在处理某种特定的心理活动（如奖赏）时发挥更大的作用，但毫无疑问，它也会受到其他区域的影响。在加工风险的过程中，前额叶皮层也扮演着重要的角色。在一项纵向研究中，青少年在 15 岁时接受大脑扫描，然后在大约 17 岁再次接受扫描。研究的结果表明，在完成有关风险决策的实验室任务时，从第一次扫描到第二次扫描，青少年的腹外侧前额叶皮层的激活有所减少（Qu, Galván, Fuligni, Lieberman, and Telzer, 2015）。这种激活的减少也与自我报告的现实生活中冒险行为的减少有关，包括吸烟、饮酒、吸毒和偷窃。更重要的是，从第一次扫描到第二次扫描，那些报告在现实生活中冒险行为减少的青少年，其腹侧纹状体与内侧前额叶皮层之间表现出更强的负耦合（Qu et al. , 2015），而第一次扫描时，这些区域间的正耦合与更多的冒险行为有关。这些发现表明，通过内侧前额皮质对腹侧纹状体进行更好的调节，个体的冒险行为会减少。

值得注意的是，并不是所有的青少年都表现出更强的回报或风险敏感性。事实上，寻求奖赏行为的可能性在很大程度上受到个体差异的影响，包括对奖赏的敏感性、性别和个性特征。追求奖励和冒险行为在追求新奇感和感官刺激的个体中更常见（Rao et al.，2011），以及与同龄人相比，自我报告更勇于冒险的个体中更为常见。

成年人的神经成像数据显示，奖赏回路激活的个体差异可以预测与奖赏相关的风险（Kuhnen and Knutson，2005）。在奖赏反应中表现出更强腹侧纹状体激活的个体，随后更有可能做出危险的选择以获得金钱奖励（Kuhnen and Knutson，2005），吃不健康的零食（Lawrence，Hinton，Parkinson，and Lawrence，2012），体重增加，报告更强的性欲（Demos，Heatherton，and Kelley，2012）。最近使用了正电子发射断层扫描（一种考察成年人的多巴胺功能的技术）的研究发现，个体在腹侧纹状体和腹内侧前额叶皮层的多巴胺活动性与愿意花费更大的精力获取更大的奖励有关（Treadway et al.，2012），这进一步表明奖赏敏感性中多巴胺活动的个体差异。

研究者在发育群体中也观察到了奖赏回路激活的个体差异。通过在儿童样本、青少年样本和成人样本中考察个体对奖赏的神经元反应，并将之与自我报告的冒险行为相关联，加尔万（Galván）和他的同事们发现金钱奖赏反应中的腹侧纹状体激活与从事危险行为的可能性之间存在正相关，即表现出更强的腹侧纹状体激活的个体，更可能报告在现实生活中有更高频率的危险行为（Galván，Hare，Voss，Glover，and Casey，2007）。这些发现在另一项独立研究中得到了证实，该研究报告称，奖赏反应中腹侧纹状体活动的个体差异与药物使用等外化行为存在正相关（Bjork，Smith，Chen，and Hommer，2011）。

巴克利-利文森和加尔万使用一种新的方法来估计大脑中的多巴胺，发现了进一步的证据来证明个体差异的重要性（Barkley-Levenson and Galván，2016）。已经有研究发现，眨眼频率与猴子纹状体中的多巴胺受体正相关，与多巴胺相关任务中的表现正相关（Groman et al.，2014）。多巴胺神经元缺失的人眨眼频率会降低，而多巴胺水平升高的人眨眼频率会增加（Karson，1983）。在一个有青少年和青年人的样本中，巴克利－利文森和加尔万（2016）发现，与自发眨眼频率较低的个体相比，自发眨眼率较高的个体更可能表现出更高的奖赏敏感性。有趣的是，这种联系只在青少年群体中被观察到了。这表明，相比成人，多巴胺可能在青少年寻求奖赏的行为中发挥更大的作用。

6.5 一个解释青少年风险决策的模型

在第 1 章中，我们学习了关于青少年神经发育的主流理论。它们在理解青少年的决策方面特别有用。在许多领域，青春期是一个认知和身体能力强健的时期。与儿童（和一些成年人）相比，青少年在身体能力、具体推理能力、数学能力和整体智力方面表现出巨大的成熟优势。在大多数实验室测量中，青少年具有与成年人一样的推理能力（Reyna and Farley，2006；Steinberg and Morris，2001）。他们的身体也更强壮，更灵活，更协调。他们的大脑做好了随时学习的准备，他们的行为表现出适宜的灵活性。然而，这一发育时期的个体死亡率却在上升。青少年的危险行为往往会导致危害健康的行为和有害的结果。美国国家健康统计中心（National Center for Health Statistics）每年记录的青少年死亡人数约为 1.3 万人，而主要死亡原因都是可以预防的：车祸、意外伤害、过失杀人和自杀。青少年时期所做的决定为成年以后危害健康的行为奠定了基础。例如，80% 的成年吸烟者在 18 岁时对尼古丁上瘾，估计有 2500 万人成年后将因吸烟相关疾病过早死亡，其中包括 500 万 18 岁以下的人（CDC，2011）。研究表明，如果人们没有在儿童期或青少年期开始吸烟，他们以后也不太可能会吸烟（Sussman，2002）。

这就是罗纳德·达尔（Ronald Dahl，2004）著名的"青少年悖论"：尽管青少年的心理和身体能力在青春期迅速增长，但有相当一部分青少年是出了名的糟糕的决策者。为什么？我们在本章和神经认知一章中回顾的研究表明，原因在于动机和调节系统的不同发展轨迹。

这两个神经系统在青春期都有显著的发展。也许这不是巧合，因为两者都在决策和冒险行为中起着至关重要的作用。然而，要建立这种联系，重要的是要理解在青春期这些区域的发育变化为什么以及如何导致青少年特有的危险行为。第 1 章中描述的模型试图调和青少年悖论。青少年相当有能力做出理性决策和理解他们所从事的行为的风险（Reyna and Farley，2006）。然而，在情绪色彩浓厚的情境下，青春期出现冒险行为的峰值可能，至少部分是由于多巴胺能动机系统（包括腹侧纹状体，在青春期对奖赏的过度反应）与负责冲动和抑制控制的前额叶系统（在儿童期和青春期逐步发展起来）的不对称的功能发展。图 6.5 的卡通图呈现了该模型（Somerville and Casey，2010）。左边的图描绘了前额叶皮层的线性发展模式和纹状体的非线性发展模式，显示了由儿童期进入青春期时敏感性的急剧上升，而随着个体进入成年期，敏感性会下降。右边的图描绘了动机和调节回路之间的差异是如何被情绪和/或社会环境进一步扩大的。下方的图显示了这些系统之间的功能性连接如何随发展而变化（Somerville and

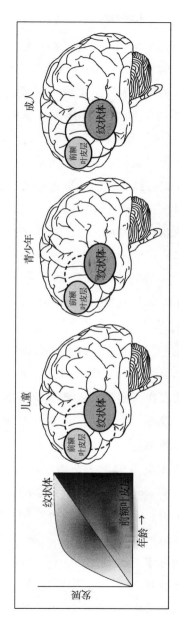

图 6.5 发展过程中纹状体和额叶前皮层相互作用的示意模型

假设纹状体和前额皮层之间的连接在随发展而变化。较深的颜色表示较强的区域信号，因此纹状体在青春期表现出最强的区域间功能连接信号。线表示区域间功能连接的强度，实线表示成熟连接，虚线表示不成熟连接（Somerville and Casey, 2010）

Casey，2010）。在年幼儿童中，两个系统对行为的区域信号相对较轻（如半透明的颜色所示），从纹状体到前额皮质（反之亦然）的双向输入相对不成熟（如它们之间的虚线所示）。在青少年中，相比前额皮质，纹状体对行为表现出更强的区域信号。青少年从纹状体到前额皮质（实线）的功能连接比从前额皮质到纹状体（虚线）的功能连接更强。在成年人中，相比纹状体，前额叶皮层对行为表现出更强的区域信号。成年人从纹状体到前额皮质的功能连接与从前额皮质到纹状体的功能连接同样强烈。

冒险不是凭空产生的。因此，将青少年冒险行为的增加归因于动机系统和调节系统功能的非对称发展是过于简单的。冒险是一种非常社会化的行为，尤其是在青春期。对于你能想到的每一种冒险行为，你都可以断言大多数青少年都是和朋友一起做的。青少年花大量的时间和朋友在一起（或者计划和朋友在一起，或者渴望和朋友在一起）。因此，大部分危险行为发生在朋友在场的情况下就不足为奇了。但是，与朋友在一起是否会将中脑边缘系统的兴奋性增强到比其原本更强的程度呢？这是一个有趣的问题，但考虑到捕捉青少年和朋友在一起时的大脑活动的挑战，我们要如何研究它呢？我们必须设计一个实验，让参与者和朋友们在一起的同时，能够接受脑部扫描。

幸运的是，天普大学的一个由劳伦斯·斯坦伯格（Laurence Steinberg）和杰森·钦（Jason Chein）领导的研究小组，设计了一个精巧的功能磁共振成像实验。实验中，参与者在同伴在场的情况下玩一种冒险的电子游戏，同时接受功能磁共振成像（Chein et al.，2011）。研究招募了三组参与者，青少年（14～18岁）、大学生（19～22岁）和成年人（24～29岁），每个人都玩"红绿灯游戏"。红绿灯游戏是一项第一人称视角游戏，参与者必须推动一辆汽车通过一系列的十字路口，以尽快到达终点线，并获得金钱奖励。游戏模拟了真实驾驶情况下的风险因素，在每个路口都设置成随着车子的靠近，红绿灯变成黄色。参与者必须决定是否做出冒险的选择，在黄灯亮的情况下通过路口还是选择踩刹车（踩刹车会导致到达终点线的用时更多）。每个参与者要么独自玩游戏，要么在有两个同龄、同性别朋友在场的情况下玩游戏。

不管是否有同伴在观察他们，大学生和成年人表现出同样的行为（也就是说，做出同样数量的冒险和非冒险的选择）。青少年却不是这样。在同伴的注视下，他们比独自一人时做出的危险选择明显更多。这一发现特别有趣，因为在独自一人的条件下，他们的冒险行为与其他年龄组没有区别。有趣的是，只有在青少年群体中，有同伴在场的冒险决定才会引起中脑边缘回路（尤其是腹侧纹状体）的更大激活。这项研究提供了令人信服的证据，证明在朋友的陪伴下，青少年在面临危险的选择时，奖励敏感性会被放大。请记住，这些青少年模式是在一个相对"无菌"的实验室环境中观察到的，所以你可以想象朋友在现实生活中，在诱人的冒险行为中，对青少年的大脑做了什么！

6.6　青少年冒险行为的适应性

所以青少年的大脑喜欢奖励和冒险。当教育工作者、家长和政策制定者听到这些时，警钟就响了。青少年是自身神经发育的受害者吗？他们会做出危及生命和健康的决定吗？一些青少年确实会做出一些对健康发展构成威胁的行为。然而，许多青少年相对来说没有受到伤害。长期以来，科学家们一直想知道，一个极度兴奋、对社会环境做出反应、为学习做好准备的大脑有哪些方面的适应性。

答案其实很简单。大脑通过这种构建方式，以促进从依赖照料者到相对独立这一重要任务的转变。想象一下，如果人的一生中没有一段时间来积极地从父母那里寻求自主权，那么个体对环境的探索会很少，学习新事物的欲望会很低，结识新朋友的好奇心也会很弱。我们的物种将无法生存。人类物种的成长依赖于个体创新、创造和繁衍的动力！在人生中，没有哪个阶段的个体比青春期的个体更有内在动力去探索世界了（Crone and Dahl，2012）。年轻人经常站在新思想的最前沿，热情地捍卫理想，是热情的领导者，是追求自主过程中最快乐的人。正是这些特点造就了青少年——尽管青少年的认知、智力和推理能力都比儿童强，但他们并非仅是"小大人"，尽管他们情绪调节不成熟，缺乏经验，依赖于照料者，但他们并不是过度发育的孩子（Galván，2014）。相反，他们处于一个独特的发展阶段，促进了这一时期的创造性、反叛和进步思想。青春期始于个体开始具备繁衍后代的生物能力，接下来几年的活动和行为促进了，在某些情况下加速了，为真正建立独立而远离照料者，包括与父母的冲突增加，花更多的时间与同伴相处，冒险行为增加，以及对浪漫伴侣更强的渴望。到了青春期后期，青少年就会有离开的动机。在过去的几十年里，这种情况经常发生，因为人们在青春期后期结婚，但在近现代，许多人只是搬出父母的房子，与朋友或恋人住在一起，或者上大学。近几十年来，上大学的人数（尤其是女性）一直在增加。

除了简单的常规发现，有研究表明，在人类青少年中，适当数量的冒险是有益的。研究者发现，与那些放弃冒险或更经常冒险的青少年相比，那些参与适度冒险的青少年在童年期和青少年期的社交能力更强（Allen et al.，2005）。

在寻求独立方面，人类并非唯一经历这种特征转变的生物。非人类动物也会离开出生地的队伍去寻找新的性伴侣、食物资源和睡觉的洞穴或树木（Spear，2000）。事实上，在性成熟期间的冒险并不是人类独有的，与人类一样，处于青春发育期的老鼠，在与同伴的社交互动和玩耍中花费的时间显著增加（Varlinskaya and Spear，2008）。它们也更有可能从事冒险行为，它们寻找新环境和探索未知领域的热情比年轻时或成年时更强烈。

美国心理学家杰罗姆·布鲁纳（Jerome Bruner）提出，"不成熟"的功能就是生物体可以在不产生严重后果的情况下进行实验游戏，并且可以花相当多的时间观察有技能的他人的行为，同时受到照料者的监督，与他们一起活动（Bruner，1972）。他接着指出，这种类型的游戏有助于物种练习和完善模仿行为，例如，"不断重新解释的模仿"通过广泛探索人类与世界互动能力的极限，带来人类的创新。有证据表明，当代青年正经历一个被延长的不成熟期，继续"玩耍"和上学。这可能是我们的世界及其技术日益复杂的结果，如此一来就要求越来越复杂的技能以及更完备的先决能力。延长的结果还有待观察，但有人认为这种延长的不成熟期可能是为了适应可塑性期限的延长（Steinberg，2014）。

6.7 动机系统在学习中的作用

纹状体与奖赏和风险加工密切相关。然而，它身兼数职。纹状体的另一个主要职责，连同海马，是帮助生物体了解环境。这通常是通过强化学习和预测误差来实现的。

　　强化学习理论提出的观点是，我们通过与环境的互动来学习。具体来说，强化学习是学习如何让我们的行为带来的回报最大化。学习者通过反复试误来学习哪些行为会产生最大的回报。从环境中学习是通过计算所谓的预测误差信号来进行的，该信号直接来自经典条件反射的 Rescorla - Wagner 模型（译者注：Rescorla - Wagner 模型描述了动物对条件性刺激 - 非条件性刺激联结强度的学习过程）。预测误差信号由多巴胺细胞编码（Schultz et al.，1997）。当结果与预期不匹配时，就会出现预测错误。这种不匹配为生物体提供了新的信息，然后生物体学习新的信息。正预测误差是指预测结果好于预期，负预测误差是指预测结果差于预期。例如，如果一个青少年希望她每周的零用钱是 50 美元，实际得到的却是 60 美元，那么她就会经历一个正预测误差，即多了 10 美元。如果她得到的是 25 美元，那么她就会经历负预测误差，即少了 25 美元。一项研究使用学习任务来扰乱参与者的期望。有时任务的结果比预期好，有时比预期差。如果之前的预测中，实际比预期好，那么再进行预测时，与儿童（8～12 岁）和成年人（25～30 岁）相比，青少年组（14～19 岁）在纹状体中显示出更高的正预测误差信号（Cohen et al.，2010）。经过训练，所有参与者对可预测的刺激的反应都变得更快更准确，但只有 14～19 岁的青少年组对有高回报价值的刺激的反应比对低回报价值的刺激的反应更快。此外，与儿童和成人相比，青少年组对更高的、不可预测的奖励表现出更强的腹侧纹状体反应。这表明，青少年对多巴胺能预测错误的反应性更高，这可能导致该年龄段个体的奖赏寻求程度更高。

　　另一种可能性是，青少年对预测错误更敏感有助于促进学习。事实上，一项研究考察了青少年和成人学习简单的因果联系的能力，结果发现青少年表现优于成年人（Davidow，Foerde，Galván，and Shohamy，2016）。这是一个值得注意的发现，因为在许多研究中，成年人都比青少年表现得更好。他们对正强化事件的记忆也比对负强化事件的记忆要好，而成年人对正强化事件和负强化事件的记忆没有差异。青少年与预测误差相关的海马体激活程度也高于成年人，海马体和纹状体之间存在显著的功能连接，这与积极强化事件的记忆有关（Davidow et al.，2016）。

　　一项相关研究发现，在正预测误差之后，青少年和年轻成人（13～22 岁）的纹状体和内侧额叶皮层之间的连接强于儿童（8～11 岁）（van den Bos，Cohen，Kahnt，and Crone，2012）。类似的研究还发现，在对新信息作出反应时，与成年人相比，青少年更有可能对基于行为变化的不可预知的结果做出反应（van Duijvenvoorde，Jansen，Bredman，and Huizenga，2012）。这些研究表明，预测误差信号可以帮助青少年了解环境，更重要的是，可以根据现实生活的动态性灵活地调整他们的行为。这种灵活性可能源于青春期纹状体和额叶网络激活的延展性（Crone and Dahl，2012）。

本章小结

- 与儿童和成人相比，青少年表现出更强的奖赏回路激活。
- 青春期的冒险行为是神经元和激素变化的产物。
- 奖励敏感性的个体差异影响冒险行为。
- 在青少年时期，个体奖赏敏感性和冒险性的提升既有适应性，又有非适应性。

问答回顾

1. 奖励加工主要涉及哪些区域？
2. 描述多巴胺系统的发展。
3. 描述解释青少年冒险行为的模型。
4. 青少年的冒险行为具有怎样的适应性？

延伸阅读

Chein, J., Albert, D., O'Brien, L., Uckert, K., and Steinberg, L. (2011). Peers increase adolescent risk taking by enhancing activity in the brain's reward circuitry. *Developmental Science*, 14, F1 −F10.

Galván A (2013). Sensitivity to reward in adolescence. *Current Directions in Psychological Science*, 22, 100 −105.

Somerville, L. H., and Casey, B. J. (2010). Developmental neurobiology of cognitive control and motivational systems. *Current Opinion in Neurobiology*, 20, 236 −241.

Spear, L. (2011). Rewards, aversions and affect in adolescence: emerging convergences across laboratory animal and human data. Developmental Cognitive Neuroscience, 1, 392 −400.

第 7 章　社会脑

学习目标

- 了解什么是社会认知。
- 回顾与情感加工相关的神经系统。
- 回顾与面孔加工相关的神经系统。
- 了解异常的社会性发展。

7.1　引言

　　形成和维持社会关系是人类的一种强烈需求（Baumeister and Leary，1995）。在婴儿时期，社会依恋主要集中在母亲和孩子之间（Ainsworth，1989）。随着孩子的成长，他们所依恋的人的数量也在增长。当孩子们进入青春期后，他们往往会对朋友和其他的重要他人产生新的依恋。从成年早期到中期，人们通常会与配偶、终身伴侣和自己的孩子建立新的依恋关系。在这一章中，我们将学习支持各方面社会认知的神经系统，包括社会依恋、面孔加工、理解他人、识别不同的情绪、自我发展和同伴关系。这些话题与青少年尤为相关，因为在这一发展阶段，个体的社会意识和兴趣都在增强。

　　在青春期，个体的社会环境发生了显著变化。大约在这个时候，青少年对他人表现出越来越浓厚的兴趣，并不断增强自身的社会认知技能（图7.1）。社会认知是指使用同一物种成员所共识的信号来应对世界的能力（Frith，2008）。社会认知过程包括基本感知技能，如面孔加工、生物运动检测和联合注意（Blakemore and Mills，2014）。更复杂的社会认知过程包括理解他人的心理状态、情感加工和人际交往。所有的社会认知技能都涉及一个叫作"社会脑"的网络区域的显著变化（Blakemore，2008）。它包括背内侧前额叶皮层（dmPFC）、颞顶联合区（TPJ）、杏仁核、后颞上沟（pSTS）和前颞叶皮层（ATC）。图7.2给出了这些区域及其在大脑中的位置。本章分为两个主要部分：第一部分将聚焦于基本的社会认知过程和支持这些过程的神经系统，第二部分聚焦于更复杂的社会认知过程，这些过程表明在青少年期发生了重大的发展变化。

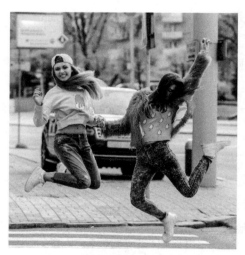

图7.1 社会关系对青少年而言非常重要

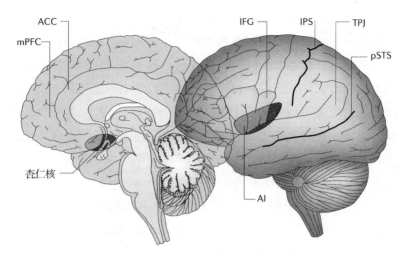

图 7.2　构成社会脑的主要区域

包括参与思考内在心理状态的内侧前额叶皮层（**mPFC**）和颞顶联合区（**TPJ**），以及由观察面孔和生物运动而激活的后颞上沟（**pSTS**）。社会脑的其他外侧面区域是额下回（**IFG**）和顶叶间沟（**IPS**）。与社会认知有关的内侧面区域包括杏仁核、前扣带回（**ACC**）和前脑岛（**AI**）。（**Blake-more**，**2008**）。

7.2　基本的社会认知技能

7.2.1　面孔加工

所有人都是"面孔专家"。我们每天都会遇到各种各样的面孔，从我们出生的那一刻起，我们就淹没在这些面孔信息中。因此，我们变得非常善于识别一张脸的大致轮廓也就不足为奇了：接近顶部的两只眼睛，中间的一个鼻子，以及底部张开和闭合的嘴巴。我们非常善于识别对象的这种特殊轮廓，甚至可以注意到并记住这种轮廓中的细微差别。我们常常认为，在我们的物种中有很多变化，包括眼睛的形状和颜色，鼻子的长度和宽度，嘴巴的大小和形状，但事实上我们可能比我们想象的更相似。尽管如此，我们还是可以很容易地把一个人和另一个人区别开来。例如，如果你碰巧有两个室友，你可能从来不会把玛丽误认为安娜。这是因为人类大脑有一种非常成熟的识别和存储面部信息的方法，这种技能被称为面孔加工（face processing）。

在出生后的 30 分钟内，相比其他具有相同对比度、复杂性和空间频率的图案，婴儿对移动面孔的追踪更远（Johnson, Dziurawiec, Ellis, and Morton, 1991）。更早地跟踪移动的面孔，这表明婴儿在出生时对面孔有特殊的偏好。我们不知道为什么人类会有这种偏好。一些科学家推测，是因为有一种"天生的"面孔检测机制（Johnson, 2005）；或者是这些早期的面孔偏好反映了不成熟的视觉系统的基本性质，它们在很大程度上受到面孔的物理属性的吸引（Golarai, Grill–Spector, and Reiss, 2006），比如不断移动的眼睛或当我们轻声对婴儿说话时频繁开启和闭合的嘴。不管原因是什么，这种对面孔的早期偏好对于确立面孔加工和社会交流的早期基石是非常重要的。在第 1 章中，我们讨论了经验和输入对于大脑的发育是至关重要的。面孔加工和定位就是一个很好的例子。这也是我们在第 4 章讨论的活动依赖性反应的一个很好的例子，因为它来自经验。这是一种从儿童期到青少年期持续发展的技能（Carey, Diamond, and Woods, 1980）。直到成人期，个体才开始对面孔进行整体加工，而不是专注于其组成部分。这被称为完形加工（configaral processing），它比分别加工面部的各个部分要有效得多。完形加工使我们能够快速处理和识别人脸（Tanaka and Farah，1993）。事实上，成年人可以在不到 200 毫秒（Allison et al.，1994）的时间内就可以将人脸从其他物体中识别出来，甚至可能在 125 毫秒（Schendan，Ganis，and Kutas，1998）或 100 毫秒（Liu，Harris，and Kanwisher，2002）内就可以识别出来。你可以对比一下，完成一次眨眼需要 400 毫秒，相对于你识别人脸的速度，这是一个多么漫长的过程。

发展研究表明，10 岁以下的儿童对面部轮廓特征的敏感性低于 10 岁以上的儿童（Baenninger，1994）。也就是说，幼儿更有可能分别关注和加工面孔的每个组成部分，首先是眼睛，然后是嘴巴，最后是鼻子。我们之所以知道这一点，是因为研究人员让孩子们识别不同的面孔，其中一些包含明显的特征。当面部特征较强（如突出的眉毛或鼻子）时，10 岁以下儿童面部识别的错误更多（Diamond and Carey，1977），这表明他们关注的是面部特征，而不是整张脸。

随着儿童的面孔加工策略从基于特征转向整张脸，他们在人脸识别方面变得更快、更准确。这种改善发生在整个童年时期，但令人惊讶的是，面孔识别的改善在青春期出现了暂时的中断。无论年龄大小，青春期中期的女孩对面孔的编码效率低于青春期前或青春期后的女孩（Diamond，Carey，and Back，1983）。没有人知道原因，但该领域的著名研究人员认为，青春发育期可能提供了一条重要线索。他们推断，也许青春期刺激了支持面孔加工的神经系统的重组，这种面部加工技能的下降对于从特征加工到轮廓加工的最终转换是必要的。另一种可能性是，人们对人脸（包括自己的脸和别人的脸）兴趣的增加会导致人们注视面孔的时间变长，从而可能会导致实验室面孔加工任务的反应时变长。

舍夫及其同事（Scherf，Behrmann，and Dahl，2012）认为，青春期性激素的激增影响了面孔加工和更一般的社会信息加工的行为和神经基础。他们推测，激素增强了人们关注面孔、与同龄人建立联系以及建立恋爱关系的动机。这些发展任务共同调节神经系统，最终形成主要的社会信息加工系统。通过这一过程形成大脑区域间的连接，并从根本上改变它们之间的动态互动，激素也可能在改善这些神经系统中发挥更直接的作用（Scherf et al.，2012）。

7.2.1.1 面孔加工涉及的神经系统

面孔加工是由分布式神经网络支持的（Haxby，Hoffman，and Gobbini，2000），但最显著的反应是梭状回，它位于腹侧视觉加工流的腹侧枕颞叶皮质部分。在不同的实验室和使用不同的计算机任务进行的 fMRI 研究表明，当面对一张面孔时，梭状回会有很强的激活（Haxby et al.，1991；Kanwisher，McDermott，and Chun，1997）。

人们可能会认为，众多不同研究的一致结果意味着，脑部（在出生之前）预先设定好了某个特定的区域来表征面孔，但与此相反，这一结果引发了神经科学家之间持续时间最长的争论之一。关于梭状回是如何对面孔做出如此强烈和有选择性的反应的，目前还没有共识。一个阵营认为，这就是所谓的大脑模块化观点的证据。根据这个观点，大脑被组织成不同的区域，每个区域都对一种特定的刺激做出特定的反应。这一论点为出生前的预编程提供了支持。另一个阵营认为，梭状回对面孔的敏感性并不是梭状回"进化"来对面孔做出反应的证据。相反，他们认为梭状回恰好对它熟悉的物体有反应。这表明梭状回对常见物体做出反应，但因为我们是如此频繁地看到面孔，所以梭状回变得非常习惯这类物体。

7.2.1.2　梭状回的发展

从儿童期到青少年期，梭状回对面孔的反应有相当大的变化。为了描述梭状回对人脸的反应，科学家通常向研究参与者展示人脸图像和其他（非人脸）图像，如房屋或其他容易识别的物体，并将梭状回对每一类物体的反应进行比较。这种方法有助于确定梭状回对人脸的选择性。在这里，选择性指的是特定区域对特定对象的偏好。如果所讨论的区域对多种类型的对象产生相似的激活强度，这意味着它对任何一个对象都不具有辨识能力。然而，如果它主要对某个对象做出响应，那就意味着它是由物种演化而来或由个体遗传而来对该类型的对象做出特定的响应。研究发现，青少年表现出的梭状回反应与成年人非常相似，其中梭状回对面孔的反应比对房屋的反应更强烈（Aylward et al.，2005）。这一发现的结果是，该区域有时被称为**梭状回面孔区**（fusiform face area，FFA）（Kanwisher et al.，1997）。有趣的是，儿童并没有表现出这种选择性，因为他们的梭状回对面孔和房子的反应没有区别（Aylward et al.，2005）。另一项研究发现，在一个 7 岁至 37 岁的参与者样本中，梭状回对面孔的反应存在与年龄相关的显著变化（Cohen Kadosh，Johnson，Dick，and Blakemore，2013）。面孔加工的模块观预测，所有年龄段个体的梭状回都会表现出面孔选择性，但上述有趣的发展变化却表明，随着时间的推移，该区域在面孔经验增加和大脑成熟相互作用的基础上发展起来。这一观点与"预先编程"的观点相左。

也有证据表明，梭状回对面孔的反应在儿童中更为分散，覆盖了更大范围的脑组织，并随着年龄的增长变得更加集中。这些结果与以下观点相一致，即在年龄较小的时候，脑部对目标类别的表征涉及了更多重叠区域，之后变得越来越有选择性，最后定位在某个区域（Passarotti et al.，2003）。具体来说，在 FFA 的激活中观察到了与年龄相关的线性增加，这与面孔再认记忆的改善有关（Golarai et al.，2007）。随着年龄增长，梭状回对面孔做出更集中、更强烈的反应，这与整个青春期面孔表征的经验调整和完善相一致，也与面孔表征随发展和经验变得更集中的观点相一致（Burnett，Sebastian，Cohen Kadosh，and Blakemore，2011）。通过对尸体的组织进行分析，有研究者报告说，面孔—选择性脑区的发育主要由皮层微结构增生控制（Gomez et al.，2017）。然而，这一脑区的改善是有限的，因为研究表明，它在青春期后不会发生太多变化（Golarai，Liberman，Yoon，and Grill－Spector，2010；Scherf，Behrmann，Humphreys，and Luna，2007）。总之，神经影像学的证据表明，从儿童、青少年到成人，梭状回中面孔的神经表征发生了巨大变化。另一个重要的变化是，从儿童到青少年，梭状回和其他大脑区域变化之间的联系显示出的巨大差异。例如，从儿童期到成年期，研究者观察到梭状回连接自上而下的调节与年龄变化相关（Cohen Kadosh，Henson，Johnson，and Dick，2010）。有关面孔加工的文献不仅提供了关于高级视知觉在整个青春期如何发展的重要信息，更提供了一个有用的框架，使我们可以考虑，在青春期环境因素和生理准备如何相互作用，从而塑造社会脑。

7.2.1.3　后颞上沟

如果梭状回是面孔加工的主管，那么后颞上沟（pSTS）就是一个重要的副主管。后颞上沟参与到眼睛的注视加工过程中，将对面孔生理方面（如鼻子、眼睛和嘴巴）的加工与面孔的情感意义或意图联系起来。后颞上沟在处理问题时是有选择性的，因为它对移动和静止的眼睛和嘴巴有反应，但对移动的棋盘或收缩的圆圈没有反应（Puce，Allison，Bentin，Gore，and McCarthy，1998）。当参与者专注于眼睛注视而不是面孔识别时，它也表现出了更强的激活（Hoffman and Haxby，2000），它还对其他对社会交流有重要意义的信号做出反应，包括相互注视、情绪表达和肢体运动（Allison，Puce，and McCarthy，2000）。通常，它与监控意图有关，不管是谁或什么在做动作或打算。一项研究发现，当形状的运动模式传达"意图"时，后颞上沟甚至会被简单的几何形状所激活，即使这些形状与面孔或身体部位没有相似之处（Schultz，Imamizu，Kawato，and Frith，2004）。当这些熟悉的物体不移动时，参与者通常不会赋予它们"意图"，但是添加运动改变了我们（和我们的后颞上沟）对相同形状的解释！

大多数关于后颞上沟的研究都是在成人身上进行的，但也有一些发展方面的发现。一项fMRI研究发现，在转移视线的过程中，成年人和儿童（7～10岁）的后颞上沟也有类似的反应（Mosconi，Mack，McCarthy，and Pelphrey，2005）。在青春期前后，后颞上沟的结构大小和皮质厚度会同时减小（Mills，Lalonde，Clasen，Giedd，and Blakemore，2014），并且在社会信息加工网络中后颞上沟与其他脑区之间的连接增强，这些脑区有背内侧前额叶皮层和颞顶联合区，这与青春期的激素水平的增加相关联（Klapwijk et al.，2013）。这些发现表明，随着青少年社会信息加工技能的获得，他们的后颞上沟的精细化程度也得到不断提高。

7.2.1.4 其他物种的面孔加工

人类不是地球上唯一有脸的物种，也不是唯一表现出强烈社会联系的物种。对猴子的研究表明，它们也有很强的面孔加工能力。值得注意的是，这些技能仅限于加工其他猴子的脸。从进化的角度来看，并没有什么好的理由使猴子成为人脸专家（就像我们也没有什么好的理由成为猴脸专家一样），但它们能够识别其他猴子却是很有意义的。相比人脸，成年猴有更多看到猴脸的经验（正如相比猴脸，我们有更多看到人脸的经验一样）。一个开创性的实验很好地说明了这一点。帕斯卡利和他的同事们对确定是否存在识别其他物种面孔的"敏感期"很感兴趣（Pascalis，de Haan，and Nelson，2002）。这一观点与人们随着年龄的增长，学习一种新语言会逐渐变难的观点相似。面孔加工也是如此。一些人提出，感知人脸的能力会随发展而减弱，部分原因在于，随着观看人脸的经验的增加，大脑皮层会发生特异化。这一假说的基本假设是，大脑一次只能存储这么多信息，因此当我们获得专业技能时，接受新信息（或保留不那么相关的信息）的能力就会减弱。正如帕斯卡利及其同事假设的那样，较小的婴儿比年长的婴儿和成年人有更少的面部经验，在观察其他物种的面孔时，他们会比年长的婴儿或成年人表现出更好的面孔加工技能。

他们在人类婴儿身上考察了这一预测，婴儿可能还不是"成人面孔专家"，也没有多少关于其他物种面孔的经验（Pascalis et al.，2002）。他们使用视觉配对比较程序（VPC）来评估婴儿和成人的面孔识别能力。在VPC中，参与者面对两种刺激，一种是他们以前见过很多次的，另一种是新奇的。图7.3给出了本研究的VPC中所使用刺激的一个例子。你可能很容易就能认出上面那两张脸是两张不同的人脸，但也许你花了更多一点的时间才意识到下面那两张猴子脸是两只不同的猴子的脸。在实验中，研究人员评估了参与者注视每张面孔的时间。实验人员推测，如果他们花更长的时间观察他们之前没有见过的面孔，他们可以分辨出这两张面孔之间的区别，并认为每张面孔都是不同的。然而，如果参与者注视这两张面孔的时间没有差别，实验者推测，这是因为参与者不知道这是两张不同的面孔，来自不同的个体。参与研究的婴儿包括 30 名健康的、满 6 个月的婴儿和 30 名健康的、满 9 个月的婴儿。11 名健康成年人的对照组也被纳入。这三个年龄组的研究对象都长时间观察他们之前从未见过的人脸，而不是他们在实验初期熟悉的人脸。这证实了三个年龄组的人都知道人脸彼此不同。然而，这三个年龄组在看到这两张猴子脸时表现出了不同的行为。只有 6 个月大的婴儿表现出对不同猴子面孔的辨别！他们看"新"猴子脸的时间比看他们最早看到的猴子脸的时间要长。这意味着，6 个月大婴儿比 9 个月大婴儿和成人更善于区分猴子，这两组参与者在注视他们之前看到的猴子和他们不熟悉的猴子的时间上没有区别。这一发现有力地证明了面孔加工能力随着年龄的增长而精密的假说：人们在识别和区分人类面孔方面做得更好，但在区分其他物种的面孔方面做得更差！

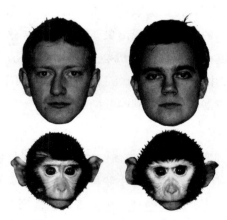

图 7.3　帕斯卡利及其同事使用猴脸和人脸进行研究的例子

7.2.2 情感加工

我们的世界充满了各种各样的情感。情感或感觉的神经过程，无论是我们自己的还是别人的，都被称为情感加工（affect processing）。情感加工以及支持它的神经区域的发展从生命的早期开始，一直持续到青春期。甚至有证据表明，3 个月大的婴儿就能区分快乐或悲伤的面部表情（Barrera and Maurer，1981）。2~5 岁的孩子对情绪表达的识别提高了 40%（Golarai et al.，2006），但即使是 5 岁的孩子也很难识别不常见的情绪。幼儿对不同情绪的识别呈现出一个有意思的梯度。他们最善于识别幸福，在识别惊奇、恐惧和中性表情方面的准确性最差（Bullock and Russell，1985），识别悲伤和愤怒的准确率介于两者之间。不同的研究人员均发现这种一致性模式。对这一现象的一种常见解释是，儿童最容易察觉到快乐和悲伤，因为他们看到这些表情的机会比看到惊讶、恐惧和中性表情的机会要多。事实上，这一解释的一个证据来自对在受虐家庭中长大的儿童的研究——他们在识别愤怒和悲伤的面孔时表现出更高的准确性，这可能是因为他们比非受虐家庭的儿童有更多机会看到这些面孔（Pollak et al.，2010）。在本节中，我们将重点讨论支持情感加工的神经因素，并学习它们的发展是如何受到经验的影响的。

7.2.2.1 杏仁核

你上次感到害怕是什么时候？也许是在你看恐怖电影的时候，也许是你一个人在黑暗的小巷里行走的时候，也许是你在坐过山车的时候。不管是哪一种，你的杏仁核都高度参与其中，发出有潜在威胁和伤害的警觉信号。杏仁核是大脑深层的一种皮层下结构，由九个核组成。所有的脊椎动物都有一个杏仁核，它在监测环境中起着至关重要的作用。我们的生存在很大程度上依赖于它，因为它帮助生物体处理自身的情绪，解读他人的情绪，探测周围的威胁，并激发战斗或逃跑的反应。1929 年，研究者第一次描述了战斗或逃跑反应（Bradford Cannon，1929），它是指在感知到威胁时产生的生理反应。当受到威胁时，激素的释放会引起神经递质的激增，包括多巴胺、去甲肾上腺素和肾上腺素，这有助于动员机体。"运动"这个词包含在"情感"中也许不是巧合，因为情感，无论是积极的还是消极的，都会激发和动员我们。

一些人认为杏仁核是脑中最重要的区域。虽然情绪加工是由许多大脑区域支持的（Adolphs，2002），但杏仁核在识别情绪方面起着主导作用。它还涉及积极和消极情感，涉及感觉威胁，也涉及情绪以及出现在青春期的广泛的神经发育障碍。这些障碍包括抑郁、焦虑、药物使用和饮食障碍。与杏仁核功能相关的最典型的行为之一是巴甫洛夫恐惧条件反射，这是一种基本的学习形式，在这种学习中，情绪或唤醒事件与中性刺激或事件相关。这一切发生得如此之快，以至于我们常常意识不到它是在什么时候发生的，但一旦我们在无意识情况下产生了恐惧，我们就会敏锐地意识到！大多数人认为电影《闪灵》很恐怖。在让观众习惯于电影中诡异的基调后，它能非常有效地将原本中性的刺激（比如空荡荡的走廊）与恐怖的音乐结合起来。杏仁核很快教会我们一看到空荡荡的走廊就不寒而栗！杏仁核也参与将注意力引导到与情绪相关的刺激中，以达到学习和维持觉醒的目的（Kim et al.，2011）。杏仁核受损导致这些技能受损的情况非常罕见。专栏 7.1 给出了一项研究，它考察某个失去两个杏仁核但其他方面健全的病人。

专栏 7.1　患者 SM

　　患者 SM 在情绪科学家中很有名。她是一名中年妇女，由于患有一种罕见的先天性遗传病——乌－维氏病（类脂蛋白沉积症），她没有杏仁核。科学家对她进行了20多年的研究，以确定当一个人没有识别威胁和情绪的特定脑区时，其恐惧条件反射、面孔加工和社交能力会发生什么变化。他们对她所做的所有实验的全面回顾足够写一本书，所以这里只列出了少数发现，但我们鼓励你去阅读开展这一研究的科学家所写的完整的主题报告（Feinstein,, Adolphs, Damasio, and Tranel, 2011）。

为了激起SM的恐惧，科学家们让她接触了很多会让我们大多数人都吓一跳的东西，包括活生生的蛇和蜘蛛，还带她参观了一个鬼屋，并给她看了一些唤起情感的电影。她没有一次表现出害怕的迹象。在一家宠物店，她抓起一条蛇，表现出一种不常见的探索行为：她摩擦着鳞片一样的蛇皮，并探触着它不断吞吐的信子，说："这太酷了！"（Feinstein et al., 2011）。在世界上"最可怕"的鬼屋里，SM自愿带领一群人穿过屋子，面对从她面前跳出来的怪物，SM大笑并试图和它们说话，表现出的绝对不是恐惧，而是兴奋。后一点很重要，因为这表明她缺乏恐惧并不仅仅是缺乏唤醒系统的结果。对于我们大多数人认为非常恐怖的电影片段，SM说她觉得这些电影很有趣，但并不可怕。这些电影包括《女巫布莱尔》《蜘蛛侠恐惧症》《闪灵》《万圣节》和《沉默的羔羊》。研究者也采访了SM丰富多彩的生活经历。其中包括许多在大多数人看来会引起恐惧和创伤的事件，例如，被人用刀或枪顶着，被身强力壮的人进行身体攻击，在某次家庭暴力中几乎被杀害。尽管这些经历的强度很大，但SM记得感到愤怒和沮丧，却不记得感到恐惧。警方的报告证实了这一回忆。

患者 SM 无法在一系列可怕的情况下产生恐惧，这支持了这样一个结论：杏仁核是一个关键的脑区，当个体在外部环境中遇到威胁刺激时，杏仁核会触发恐惧状态（Feinstein et al.，2011）。

7.2.2.2　对杏仁核的 fMRI 研究

对成年人进行的神经影像学研究发现，杏仁核在面孔加工过程中表现出显著的激活。这是大量研究的一致发现，即使参与者没有被要求判断情绪（Breiter et al.，1996），或者面孔的呈现是阈下呈现（Whalen et al.，1998）。杏仁核对恐惧面孔的反应强于对快乐面孔的反应（Morris et al.，1996），如图 7.4 所示（Tottenham et al.，2011）。越来越多的证据表明，杏仁核从眼睛中获取有关情绪的最多线索（Golarai et al.，2006）。控制眼睛注视（Kawashima et al.，1999）、遮挡眼睛、或掩盖除眼睛以外的一切（Whalen et al.，2004），这样的研究发现杏仁核的激活减少。然而，在什么情况下观察面孔也很重要。如专栏 7.2 中所述，中性面孔，而不是恐惧的面孔，最能激活儿童的杏仁核，因为中性面孔对孩子而言具有消极含义。

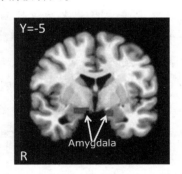

图 7.4　呈现恐惧刺激时，杏仁核表现出更强的激活

专栏7.2 中性面孔的有趣案例

儿童（和一些青少年）发现中性的面部表情具有威胁性。事实上，在实验室实验中，他们通常会将中性的面孔误认为悲伤或愤怒（Walden and Field，1982）。在现实生活中，当孩子看到一张面无表情的脸对着他们时，这通常意味着做出这种表情的人对他或她的行为不满意。这与成年人的经验形成了对比，在成年人的经验中，当我们开车、乘地铁或只是坐在教室里时，看到一张中性的脸是常态。下次上课的时候，你可以想想这种情况。你的教授面对着一片中性面孔，但这对她没有威胁，因为这是她每天都会看到的。但是一个接受同样中性输入的儿童会认为它有消极含义。正因为我们在整个发展过程中越来越多地接触到中性面孔，我们才开始将我们对中性面孔的理解从暗示着潜在威胁转变为，啊哈，这不过是中性面孔。

杏仁核在儿童将中性面孔等同于威胁方面扮演着重要角色。如果杏仁核的工作是提醒我们唤醒和可怕的事件，那么它为什么要浪费能量来对中性面孔做出反应呢？杏仁核对中性面孔的反应是一个很好的例子，它说明了经验和发展与神经激活之间的紧密联系。记住，儿童发现中性面孔意味着消极的意图。事实上，与愤怒、恐惧、快乐和平静的面孔相比，当面对中性面孔时，他们最不能够专注于实验室任务，并且在面孔识别方面表现得最差（Tottenham，Hare，and Casey，2009）。在年龄较小的儿童中，这种较差的准确性与面对中性面孔（与其他任何情绪相比）时杏仁核的高度激活相一致。

比如，是因为中性脸比生气的脸更可怕吗？不一定。相反，这可能是因为"中性脸"对儿童而言的含义与对成人而言的含义不同。对儿童而言，中性脸可能有陌生人、惩罚的含义，以及"中性脸"意味着模棱两可。所有这些都是对生物体的潜在威胁，所以杏仁核被召集来监控这种情况，直到它知道环境中是否存在威胁。成年人的杏仁核对恐惧面孔的反应强于对中性面孔的反应，而青少年的反应正好相反（Thomas et al.，2001）。随着年龄的增长，杏仁核对中性面孔的反应逐渐减弱（Tottenham et al.，2009），这大概是由于人们每天接触的中性表情越来越多，而这些表情也没有导致威胁或有害的结果。

与成年人的研究类似，杏仁核在整个发展过程中都处于活跃状态，尽管青少年的活跃程度更高。多项研究表明，相对于成年人，青少年的杏仁核对各种不同面部表情的反应都更强（Gee et al.，2013；Guyer et al.，2008；Hare et al.，2008；Swartz，Carrasco，Wiggins，Thomason，and Monk，2014）。有趣的是，这种与年龄相关的差异甚至可以在阈下呈现的、不能被有意识感知的面部表情中观察到（Killgore and Yurgelun-Todd，2007），这表明在青少年期，杏仁核对情绪线索高度敏感，即使是在低于意识阈值的情况下。

杏仁核在塑造青少年对动态社会的行为和神经反应方面非常重要，因此被称为"青少年神经网络改变的主导"（Scherf，Smyth，and Delgado，2013）。改变的主导是指，该神经区域是帮助重新组织神经系统的驱动力，从而使神经系统能够共同支持青春期出现的全新的行为。这些行为，包括掌握这一发展阶段的特定发展任务（发展浪漫关系、增加对朋友的忠诚、从父母那里获得独立），都是复杂的，因此需要一个"神经领导"来负责。与体育教练类似，杏仁核被认为有助于增强关键运动员（其他"社会脑"区域）的力量，并根据每个发展阶段的动态需求重新组织它们的位置。我们有理由将杏仁核作为这一重组过程中改变的主导，因为它与绝大多数支持社会和情感加工的皮层和皮层下区域有着广泛的联系。它被描述为"枢纽"架构，因为许多神经连接通过它到达最终目的地，就像机场枢纽。它也非常善于接收青春期开始时产生的青春期激素的信号，并利用它们来指导行为。它的独特之处在于，它是为数不多的几个具有性激素受体的区域之一（Osterlund，Keller，and Hurd，1999）。功能性神经成像研究表明，性激素调节杏仁核的激活（Bos，van Honk，Ramsey，Stein，and Hermans，2013），以及杏仁核与其他区域（如腹外侧前额叶皮层）在回应社会刺激时的功能连接（Volman，Toni，Verhagen，and Roelofs，2011）。

7.2.2.3　杏仁核－内侧前额叶皮层的功能连接

在第3章中讨论的功能连接技术的出现使得我们能够更深入地解释为什么杏仁核对情绪的反应能力会随着年龄的增长而下降。这一现象似乎取决于杏仁核和内侧前额叶皮层（mPFC）区域连接的变化。杏仁核和内侧前额叶皮层之间的相互作用是情绪加工、调节（Delgado，Ledoux，and Phelps，2008；Wager，Davidson，Hughes，Lindquist，and Ochsner，2008）和消退（Hartley，Fischl，and Phelps，2011）的基础，消退是指成年人对特定刺激的情绪反应减少或丧失。此外，杏仁核－内侧前额叶皮层的功能连接强度的个体差异与杏仁核对情感刺激的习惯化（Hare et al.，2008）、更有效的情绪调节（Banks，Eddy，Angstadt，Na-than，and Phan，2007）和更少的气质焦虑（Pezawas et al.，2005）有关，这表明前额叶区域可能有助于调节（或减少）杏仁核的对情绪的反应性。

在成人中，这些区域表现出相反的功能耦合，也就是说当一个区域具有高反应性时，另一个区域的反应性变低（Hariri，Mattay，Tessitore，Fera，and Weinberger，2003；Kim et al.，2004）。换而言之，内侧前额叶皮层有助于抑制杏仁核对情绪信息的反应，从青春期到成年期，随着前额皮质的持续成熟，这一调节也增强。

杏仁核和前额叶连接的巨大发展变化已在众多研究中得到报告（Gee et al.，2013；Perlman and Pelphrey，2011；Swartz et al.，2014）。青春期情绪调节的改善与这一发展相一致，并且似乎是由连接的有趣转变所调节的：从儿童早期到青春期，杏仁核－前额叶的连接由正向转变为负向，这与杏仁核活动的稳定下降是一致的（Gee et al.，2013）。作者认为这一转变表明，随着调节的成熟，前额叶皮质对杏仁核的调节作用逐渐增强。

7.2.2.4　情绪如何影响认知

情绪非常有用，它能帮助我们将注意转到环境中相关的和突出的刺激，以至于有时干扰了我们的认知能力。这种现象在青少年中似乎尤其夸张。例如，在一项功能磁共振成像研究中，儿童、青少年和成年人分别在有情绪（快乐的面孔）和非情绪线索（平静的面孔）的"Go/No－Go"任务中接受测试（Somerville，Hare，and Casey，2011）。参与者被要求对每次呈现的面孔做出按键反应，但要抑制对特定面部表情的行为反应（在某些实验中，他们被要求抑制对笑脸的反应，在其他一些实验中，他们被要求抑制对平静面孔的反应）。抑制对平静面孔反应的能力随着年龄的增长而提高，而在抑制对快乐面孔反应的能力上，青少年明显不如儿童和成年人。为什么青少年在面对一张快乐的脸时会犯更多的错误，甚至比年幼的孩子更糟？当研究人员分析神经成像数据时，这个解释变得清晰起来。青少年的行为控制的无效与奖赏系统和情绪系统的激活增强，以及与儿童和成人相比，青少年的奖赏系统和认知控制系统之间的联系更强有关（Somerville et al.，2011）。这一发现表明，对情绪刺激更敏感会破坏原本有能力的认知控制系统。这表明，在青少年中，情绪信息导致了前额叶皮层输入和随后行为的明显偏差。

7.3　复杂的社会认知技能

我们从面部和情绪中获得很多有用的信息。然而，我们也进化出了更加复杂的社会认知技能。正是通过这些技能，我们可以理解他人，有时甚至不需要交流一个字。在本章剩下的内容中，我们将学习复杂的社会认知技能和支持它们的神经系统。

7.3.1　心理理论或心智化

心理理论（theory of mind，通常缩写为 ToM 或称心智化）是一种非凡且相当复杂的社会认知技能。它涉及给自己和他人分配心理状态的能力，包括信念、意图、欲望、伪装、知识和讽刺。它还涉及理解他人有与自己不同的信仰、欲望、意图和观点。例如，如果有人不小心掉了冰激凌蛋卷，并且说："太好了！"你知道，他们并不真的认为这是好的。你的心智技能赋予了你这种洞察力。心理理论是理解人们所表达意思的核心，不管他们说了他们真实的想法，还是他们所说的并非真实想法。这是社会认知文献中一个非常有趣的领域，不仅因为它与有效的社会交流密切相关，而且因为患有某些神经发育障碍的个体，其心智能力会受到损害。

7.3.1.1　心智化的理论

心智化（mantalizing）是如何发展的？年幼的孩子表现出一些基本的心智化技能，但许多人直到青春期以后才明白如何使用讽刺。关于心智化是如何发展的，有四种主要的理论（Mahy，Moses，and Pfeifer，2014）。

模块化理论（modu larity theovies）认为，心智化由一种不受环境影响的先天神经系统支持（e. g. Leslie，Friedman，and German，2004）。一般来说，先天论基于这样一种观点，即某些心智能力从出生时就存在，因为它们是个体固有的。这意味着我们应该可以在很小的孩子身上观察到它们。事实上，有一些证据表明在非常小的婴儿中存在心智化。6 ～ 12 个月大的婴儿会发展出一种叫作联合注意（joint attention）的东西（Grossmann and Johnson，2007），即意味着他们会看向别人的目光所注视的方向，这表明他们在共同关注某件事。12 ～ 18 个月大的婴儿会看向他人手指所指的方向，而不是看人的手指，并且他们自己会指向某人所注意的东西（Wellman，Lopez － Duran LaBounty，and Hamilton，2008），这表明他们明白“指”这一行为是了解一个人的思维过程的窗口。

模仿理论（simulation theories）认为，为了了解他人的心理状态，个体首先想起自己的心理状态（Gordon，1992）。这意味着，我们首先要考虑自己在特定情况下的感受/反应/行为，然后把这些心理状态投射到另一个人身上。这种观念的证据可以在心智化的长期发展轨迹中找到。一开始局限于联合注意任务的婴儿，在需要更复杂地理解他人的心智化任务中变得越来越熟练（Carpenter－dale and Lewis，2004）。

执行功能理论（Executive function theories）深深植根于这样一种观念，即一个人的抑制控制和工作记忆能力有助于心智化能力（Carlson and Moses，2001）。这些理论的基本观点是，在工作记忆中抑制自己的观点以产生另一种不同的观点和/或同时持有这两种观点所面临的挑战，将使人难以推理或考虑他人的心理状态。一般来说，儿童和青少年的抑制控制和工作记忆能力比成年人更有局限性，因此，他们对他人心理的理解更差。事实上，年纪较小的个体很难站在别人的角度看问题。许多实验室测试已经证明了与年龄相关的执行功能改善与心智化之间的关系（e. g. Carlson，Moses，and Claxton，2004）。

最后一个理论被戏称为理论论（theony theory）（Gopnik and Wellman，2012）。这一理论与模块化理论截然相反。与心智化是先天的、由天生的神经机制所支持的观念相反，理论论提出，儿童通过观察获得有效心智化所必需的知识和技能。具体来说，这一思路支持了儿童在形成将心理状态与行为联系起来的必要概念方面发挥积极作用的观点（Pear and Moses，2003）。根据马伊和他的同事（2014）的研究以及许多发展心理学文献，理论被认为是对现存发展数据解释最充分的理论。特别是，它令人满意地解释了我们所观察到的从幼儿期到成年期的心智化发展过程。它也解释了为什么在对经验做出反应时，儿童在心智化方面取得了巨大的进步（Lohmann and Tomasello，2003）。

7.3.1.2　心智化的神经关联

这些理论的神经系统方面的支持喜忧参半。为了支持模块化理论，一组特定的脑区需要在心智化任务中始终如一地参与，这组脑区在发展的早期就出现，在整个生命周期中都存在，并且只对心智化任务作出回应，不进行其他认知操作。这是一个很高的要求，因此，毫不奇怪，几乎没有神经系统方面的证据来满足严苛的模块化理论。虽然在成年人中，有一些特定的脑区在心智化任务的 fMRI 中具有典型的意义，包括内侧前额皮层、前扣带回、颞顶联合区和后顶叶皮层（PPC）（Amodio and Frith，2006），但这些区域也经常参与其他不涉及心智化的认知操作。研究者在成人身上观察到了颞顶联合区在心智化任务中的激活，但在更年幼的儿童和青少年中没有观察到。在心智化任务中，儿童和青少年并不始终表现出颞顶联合区的参与（Gweon，Dodell - Feder，Bedny，and Saxe，2013）。

支持模拟理论就要求在思考自我和思考他人时活跃的神经区域之间存在重叠区域。此外，激活的强度应与心智化的程度有关（Mahy et al.，2014）。内侧前额叶皮层、前扣带回和后顶叶皮层的激活支持了这一观点，因为在正常发展的青少年和成人中，它们同时参与自我知觉和观点采择（Pfeifer et al.，2009）。研究人员考察这一点的方法是，在参与者想到一个相似或不相似他人时，检查其大脑的活动。这项研究表明，在成年人中，内侧前额叶皮层在相似和不相似他人的心智化过程中反应更灵敏（Mitchell，Macrae，and Banaji，2006）。然而，随着发展，内侧前额叶皮层的参与情况有所变化（Pfeifer，Lieberman，and Dapretto，2007），这表明成年人可能有一个专门模拟和推理不相似他人的过程（Mahy et al.，2014），而儿童的内侧前额叶皮层还没有为了这个目的而专门参与其中。

来自镜像神经元系统（MNS）的神经系统方面的证据也支

持了模仿理论。镜像神经元系统由额下回（IFG）和顶下小叶（IPL）区域组成，它们在感知和动作执行时活跃。在儿童、青少年和成人中，自我和他人的行为、意图和情感都能激活镜像神经元系统（Pfeifer，Iacoboni，Mazziotta，and Dapretto，2008）。

有一些神经系统方面的证据支持了**执行功能理论**。首先，抑制控制和脑力化有共同的神经相关因素，最重要的是双侧额下回（van der Meer，Groenewold，Nolen，Pijnenborg，and Aleman，2011）、额叶区和颞顶联合区（Rothmayr et al.，2010），这可能表明有一种共同的抑制控制机制。其次，对儿童进行的脑电图研究表明，在控制了年龄和任务表现的变异性后，脑电图波形与心智化的个体差异呈正相关（Sabbagh，Bowman，Evraire，and Ito，2009）。目前尚不清楚的是，执行职能在多大程度上有助于或对于获得心智化技能是必要的。

理论论的神经系统方面的证据相当缺乏。然而，那些用来研究经验如何塑造大脑功能的新兴工具的出现，如研究功能连接或静息状态的方法，可以帮助识别神经机制。尽管如此，关于颞顶联合区在心智化任务中始终如一且高度参与的发现支持了理论论。颞顶联合区面对心智化任务时选择性的增加可能反映了随年龄增长而提高的技能。

不管是哪个理论，毫无疑问，涉及心智化的脑区在整个青春期表现出相当大的结构变化，然后在 20 岁早期趋于稳定（Mills et al.，2014）。背内侧前额叶皮层、颞顶联合区和后颞上沟的灰质体积和皮层厚度从儿童期到 20 岁早期呈下降趋势，而前颞叶皮层的灰质体积在青春期呈上升趋势，皮层厚度在成年早期呈上升趋势（Blakemore and Mills，2014）。每个区域的表面积都遵循一个曲线，在青春期早期达到峰值，然后在 20 岁早期下降

（Mills et al.，2014）。这一长期的发展表明，从童年晚期到成年早期，大脑中负责解读他人心理状态的区域仍处于成熟过程中。你可能会问自己，这些灰质的减少意味着什么。请记住，从第 4 章开始，在整个青少年期，大脑皮层区域便不断地清除不相关或不必要的神经元，这一过程被称为突触修剪（Huttenlocher and Dabholkar，1997）。

7.3.2　社会评价

青春期持续和显著的变化之一是更倾向于重视同伴（Steinberg and Morris，2001）。青少年会经历一段社交重新定位的时期，在这一时期他们更重视同龄人的意见而不是家庭成员的意见（Larson，Richards，Moneta，Holmbeck，and Duckett，1996）。与成年人相比，青少年花在面对面和数字化交往上的时间也更多，他们使用互联网、短信和社交媒体的频率更高（Perrin，2015）。这种转变有助于青少年意识到同龄人的规范，并更全面地了解复杂的社会结构。然而，同伴导向也可能导致不适应的后果，如对社会评价的敏感性增加（Urberg，1992），以及消极的同伴影响，如风险行为的参与度增加（Gardner and Steinberg，2005）。事实上，青少年对他人的评价非常敏感，他们觉得自己受到了持续的监视（Elkind and Bowen，1979）。这一现象被称为社会敏感性，指的是"被用来加工关于社会评价和社会地位信息"的注意力增强，这些信息更凸显，与之相关的情绪也得到强化（Somerville，2013）。

一些研究已经证明了社会评价与神经生物学相关。在一项研究中，研究人员检测了青少年自己认为同龄人如何评价自己时的神经反应（Guyer，McClure‒Tone，Shiffrin，Pine，and Nelson，

2009）。在实验室中建立一种同伴评价方式是很有挑战性的，但研究人员聪明地使用了一个"聊天室"场景。研究人员让年龄在 8 岁至 17 岁之间的青少年参与者相信，他们参与了一项对青少年通过网络聊天室进行在线交流的全国性调查。研究者还给参与者拍照并告知，他们将被研究中的其他青少年进行评价。在对脑部进行扫描的过程中，他们观看了所谓其他参与者的照片，据称这些参与者已经对研究参与者进行了评价。通过扫描仪内的手持设备，参与者评估有多大兴趣与屏幕上的同伴互动。这项研究揭示了有趣的性别互动。随着年龄的增长，青春期女孩的伏隔核、下丘脑和海马体的活动更加活跃，而男孩则没有出现这种情况。鉴于伏隔核在加工奖赏信息方面的作用，研究人员将这一发现解释为，这种激活模式可能表明了在青少年期，个体"对积极社会互动做出的反应"日益成熟。在脑岛，一个涉及情感加工和整合与认知评价有关的感觉，对社会和情感刺激做出反应的区域（Craig，2009），研究者观察到一个不同的模式。女性脑岛的活性并没有随着年龄的增长增加，而男性脑岛的活性则随着年龄的增长而下降。这可能暗示了男性和女性在社会信息加工方面的一个关键区别：男性可能表现出情感投入的减少，而女性对社会评价的意识和敏感度越来越高（Guyer et al.，2009）。

一项特别有趣的研究报告称，青少年表现出更强的自我意识，并确信有人在看他们而夸大了社会信息加工回路的参与！萨莫维尔和他的同事告诉参与者，当他们用大脑扫描仪时，同伴会通过实时视频看着他们（Somerville et al.，2013）。与其他年龄组相比，青少年报告了更多的尴尬，自发反应更强（手掌出汗更多），内侧前额皮质的激活更多。

不幸的是，一些青少年有充分的理由对同伴评价敏感，因为他们经历了长期的同伴排斥。研究已经考察了对社会排斥的神经反应，结果一致发现前扣带回（ACC）、内侧前额叶皮层和腹外侧前额叶皮层有激活（Masten，Eisenberger，Pfeifer，Dapretto，2010；Will，van Lier，Crone，and Guroglu，2016）。长期被拒绝的年轻人在社会排斥期间表现出前扣带回的高度激活，这与之前在低自尊的成年人（Onoda et al.，2010）和低社会支持、低舒适度的成年人（Eisenberger，Taylor，Gable，Hilmert，and Lieberman，2007）身上的发现相一致。有几项研究可能有助于解释这一结果。前扣带回此前涉及冲突监控（Botvinick，Cohen，and Carter，2004）、违反预期（Somerville，Heatherton，and Kelley，2006）、身体疼痛（Shackman et al.，2011）、不公平（Sanfey，Rilling，Aronson，Nystrom，and Cohen，2003）以及成年人的社会排斥（Eisenberger，Lieberman，and Williams，2003）。此外，有人认为它是整合刺激的情感和动机的中心（Somerville et al.，2006）。因此说，它在表征排斥方面扮演着重要的角色是有道理的，排斥是一种心理建构，体现为这些不同的情感和认知反应。你可能会惊讶地发现，被排斥并不一定会引起杏仁核的强烈激活，杏仁核是处理威胁、情绪和感觉的中心。这正好说明，考虑影响行为和反应的各种认知输入是多么重要，而这些行为和反应在本质上似乎纯粹是情感的。这也是一个很好的提醒，尽管我们探索性地对大脑区域及其主要功能进行了分类，但人类大脑的复杂性（以及其发展）恰恰在于这样一个事实：许多神经区域都要执行多种任务，没有哪个区域是单独负责某种认知操作的。

7.3.3　亲社会行为

亲社会行为（prosocial behavior）是任何旨在帮助他人的行

为。这可能包括帮助、分享、捐赠、合作，以及志愿服务。尽管每个人表现出亲社会行为的程度存在巨大个体差异，但随着年龄的增长，亲社会行为变得更加复杂。

在一系列的研究中，哈佛大学的科学家发现，即使是很小的孩子也表现出帮助和合作行为（Warneken and Tomasello，2009）。我们如何研究还不会说话的参与者（婴幼儿）的利他主义和合作？瓦纳肯（Warneken）及其同事使用的基本范式是设置许多场景，比如当婴儿与其母亲玩耍时，一个陌生人正在进行一项目标导向的活动（比如把书放进一个柜子里）。然后一些事情发生了，妨碍了实验者的目标（例如，当实验者的手上抱满书时，橱柜的门被关上了）。（图7.5显示了一些在实验室实验中表现出帮助行为的幼儿的例子。关于这种帮助行为的视频，请访问http：//email. eva. mpg. de/warneken／video）。实验中因变量的测量是孩子们是否提供了帮助。他们发现，14个月大的孩子就能自然地、自发地帮助他人（Warneken and Tomasello，2006）。随后的研究探索了儿童乐于助人是否为社会化的结果。瓦纳肯发现孩子们对潜在的帮助回报没有反应。无论他们的父母是否在场，无论实验者是否寻求帮助，他们都会提供帮助，而且他们表现出内在动机的信号：对其帮助行为进行强化实际上会降低他们之后立即助人的可能性（Warneken and Tomasello，2008）。儿童也表现出分享行为（Moore，2009），并且如果传递相关信息对他人有帮助，就把它传递下去（Liszkowski，Carpenter，Striano，and Tomasello，2006）。

够不着

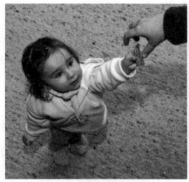

物理障碍

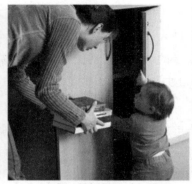

一个人不小心把东西掉在了地板上，没有成功地够到它。

一个人想把一摞书放进一个柜子里，但是她打不开那扇关着的门，因为她手里抱着书。

错误的结果

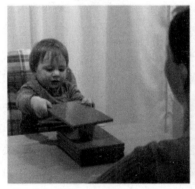

错误的方式

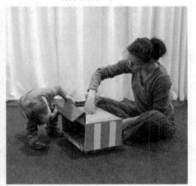

当一个人试图将一本书放在一堆书的上面时，这本书滑了下来。

一个物体从小洞掉进一个盒子里，这个人试图通过这个小洞把它拿出来，但是没有成功，他不知道盒子的一侧可以打开。

图 7.5 儿童在实验室实验中表现出帮助行为的例子

亲社会行为的一个重要方面是公平，这在很小的孩子身上也能观察到。利用经济学家和进化心理学家用来研究成年人公平性的经济游戏，瓦纳肯和同事们发现，当其他孩子可以得到 4 颗糖，而自己只能得到 1 颗糖的时候，年幼的孩子们会拒绝接受这种分配，以致谁都没有得到奖励。这意味着公平的价值高于 1 颗糖的价值。这些实验强烈地表明，人类婴儿天生具有同理心、乐于助人、慷慨大方（Warneken and Tomasello，2009）。然而，更复杂的亲社会行为，如互惠，似乎出现在儿童后期（Warneken and Tomasello，2013）。

后来出现的亲社会行为可能受到经验（以及来自父母和成年人的鼓励！）和亲社会行为相关脑区持续发展的影响。发展性神经成像研究表明，这一转变是由社会脑的发育驱动的，尤其是与心智化有关的脑区（Decety and Svetlova，2012）。同理心通常被定义为感知和解读他人情感状态的能力，有助于预测他人的意图。同理心对建立和确立友谊也很有帮助，所以青春期同理心的变化也许并不奇怪。研究人员调查了青少年在观看消极和积极社交情景图片时的神经反应，以及这些反应与自我报告的同理心水平的相关情况（Overgaauw, Guroglu, Rieffe, and Crone，2014）。消极情景的例子包括对他人造成伤害，比如打他们。积极情景包括帮助跌倒的人。消极情景会引发颞上沟的激活，颞上沟已经被证明对他人的意图做出反应，而积极情景会引发内侧前额叶皮层和颞顶联合区的激活，这两者都与理解和同情他人有关（Overgaauw et al.，2014）。为了研究更复杂的亲社会行为（如互惠）的神经相关，科学家们经常使用经济分配游戏。这些游戏通常被经济学家用来测试人们如何权衡帮助他人的利弊，有时甚至牺牲自己的利益。例如，当你在考虑如何在自己和他人之间分配一块馅饼时，需要考虑的一个重要因素是你愿意为他人的利益牺牲多少自己的利益。现有的对成年人的研究表明，大多数人重视公平，并做出对双方都有利的选择（Fehr and Fischbacher，2003）。儿童在 8~10 岁时表现出强烈的公平偏好，以至于他们甚至愿意浪费资源来实现公平（Blake and McAuliffe，2011）。为了研究整个青春期的分享和给予行为，研究者要求来自四个年龄组的参与者（9 岁、12 岁、15 岁和 18 岁）玩一系列经济分配游戏（Guroglu、van den Bos，and Crone，2014）。他们被邀请与四个不同的伙伴一起玩：朋友、对手、中立的同学和匿名的同伴。9 岁和 12 岁的孩子对所有伙伴表现出相似水平的亲社会行为，而年龄较大的青少年的亲社会行为表现出越来越大的差异，这取决于他们与同伴的关系。他们对朋友表现出最多的亲社会行为（Guroglu et al.，2014）。这些发现表明，青少年越来越善于将社会环境和与他人的亲密关系融入分享决策中。揭示给予和分享行为中的这些转变背后的确切神经机制是一个研究热点，但早期研究表明，给予行为涉及青少年的中脑边缘奖励系统（Telzer，Fuligni，Lieberman，and Galván，2014）。

7.4　青少年的自我发展

什么是自我？从心理学的角度来看，自我包含了一个人通过自我意识、能动性、自尊获得的自我感觉，以及社会情境下的自我（Leary and Tangney，2003）。它也承认我们都有多重认同，我们的自我意识可能在不同的领域略有不同。例如，你可能有一个强烈的运动员身份认同，但仍然在努力获得你的职业身份认同。重要的是，觉察自我对理解他人很重要。它帮助我们从另一个人的角度（心智化）看待问题。

青春期是**自我发展**（self-development）的关键时期，在这个阶段，个体寻求并探索自己的身份认同，确定"他们到底是谁"，并确定对他们来说重要的原因和想法。当然，无论是生理上还是心理上，"认识自己"在生命中出现的时间都要早得多，那时一个蹒跚学步的孩子开始在镜子中认识自己，并把自己称为"我"（Lewis and Carmody，2008），但在青春期个体对自我的认识开始变得更复杂。为什么会这样呢？第一，这可能是因为在青春期，同龄人和其他人对青少年的自我认知产生了强烈影响。在这段时间里，青少年经常会问"别人怎么看我？"以及"我和其他人合得来吗？"无论恰当与否，这个问题都能帮助个人为自己的不同方面赋值。如果一个人因为学习成绩好而受到老师的表扬，但在社会交往中却被同龄人拒绝，那么他可能会更强烈地认为自己是一个"聪明的孩子"，而不是一个"受欢迎的孩子"。第二，关注自我，关注自己与什么有关，与什么无关，这有助于青少年将自己与照料者区分开来。毕竟，使自己独立于父母是青春期的核心。第三，青春期荷尔蒙的显著变化和与发育期相关的身体变化带来了一个人对自己身体的新关注，随之而来的是其他人如何看待自己的身体。第四，在前额叶皮层成熟的帮助下，抽象概念的能力增强，这促进了对自我的日益成熟的理解，即自我是一个多面性的存在，是身份和价值观融合的产物。

认知神经科学研究已经确定了支持这一身份探索的神经区域。自我发展受到认知和社会情感神经系统的支持和影响（Pfeifer and Peake，2012）。在青少年期观察到的变化直接归因于脑结构、社会脑激活和连接的变化。

在对"别人怎么看我？"这个简单问题的回答上，成年人脑中与观点采择有关的脑区，如颞顶联合区和后颞上沟，以及那些与情感状态有关的区域，包括岛叶和杏仁核，都表现出更强的激活。为了确定"合群"感觉背后的神经关联，几项研究进行了社会排斥实验，在实验中，目标参与者在感到自己被排除在同龄人之外的状态下接受功能磁共振成像（fMRI）。在成年人中，社会排斥通常会引起背侧前扣带回和前脑岛的活动，这与参与者感受到的社会排斥有关（Burklund，Eisenberger，and Lieberman，2007）。对发展中的群体进行的研究也显示了类似的结果。在一项研究中，儿童（9 岁至 11 岁）和年轻人（23 岁至 32 岁）被要求根据社交和学术能力以及一个熟悉的虚构人物（受欢迎的角色哈利波特）来评价自己（Pfeifer et al.，2007）。当把自己的能力与哈利波特的能力进行比较时，大人和小孩的前额叶皮层都有很大程度的卷入。然而，在自我评价中，儿童的激活比成人更多。一项针对青少年的研究也发现了同样的发展效应，在思考自己时，青少年的激活比成年人更多（Pfeifer et al.，2009）。作者对这些发现给出了一个有趣的解释。他们认为，也许儿童和青少年更积极地构建自我评价，而不是有效地依赖自我的自动表征。换句话说，自我评价受更多方面的影响（Harter，1999），因此需要对多个自我评价源进行更大的神经整合。如果是这样的话，这些发现表明，自我感知对社会影响的易感性可能会在儿童晚期和青少年早期被放大（Pfeifer and Peake，2012）。

7.5　非典型社会发展

7.5.1　社交焦虑障碍

青春期是许多焦虑症，尤其是社交焦虑症发病的高峰期（Kessler et al.，2005）。社交焦虑的特征是在社交场合中产生强烈的恐惧或痛苦，导致日常功能受损。使用模拟社交互动的研究一致发现，在焦虑（与非焦虑对比）青少年中，包括杏仁核、纹状体和内侧前额皮层在内的几个大脑区域的激活存在差异（Spielberg et al., 2015）。毋庸置疑，患有社交焦虑症的年轻人对同龄人的评价非常敏感。对社交焦虑青少年和非焦虑同龄人进行的神经成像研究表明，在一项计算机任务的同伴评价（Guyer et al., 2009）和反馈（Guyer, Choate, Pine, and Nelson, 2012）阶段，两组人的杏仁核、纹状体、前扣带回和内侧前额叶皮层的激活始终不同（Guyer et al., 2009）。具体来说，在预期之前被拒绝的同伴的反馈时，相比不焦虑的参与者，焦虑的参与者表现出更大的杏仁核激活和更大的吻侧前扣带皮层（rACC）和杏仁核之间的交流（Spielberg, Olino, Forbes, and Dahl, 2014）。有趣的是，焦虑的参与者在期待来自选定同伴的反馈时，伏隔核的激活程度较低。总的来说，这些数据表明，焦虑的年轻人在预期来自被拒绝的同龄人的反馈时，对威胁敏感的脑区有更强的神经反应，因此可以将更多的显著性归因于这些潜在互动，并增加了回避行为的可能性（Spielberg et al., 2015；Spielberg et al., 2014）。

7.5.2　自闭症

自闭症（autism）是一种发育障碍，属于自闭症谱系障碍（ASD）（DSM -5 诊断手册）的范畴。轻度 ASD 包括阿斯伯格综合征。这些障碍的特征是患者在社会交往、言语和非言语交流方面存在困难，并会表现出刻板的行为模式。它们有时还与智力障碍、运动协调障碍以及包括睡眠和胃肠紊乱在内的身体健康问题有关。

虽然确切的病因尚不清楚，但一组基因、神经和可能的环境因素似乎在自闭症病因学中发挥了作用。自闭症通常由评估儿童语言能力、社交技巧和重复行为的临床专家诊断。这种诊断通常发生在 2－3 岁的时候，此时症状开始出现。美国疾病控制和预防中心（CDC）最近的统计数据显示，大约每 68 名美国儿童中就有 1 名患有自闭症——这一比例是 40 年前的 10 倍。研究还表明，男孩患自闭症的比率是女孩的 4 到 5 倍，据估计，在美国，每 42 个男孩中就有 1 个患有自闭症，每 189 个女孩中就有 1 个患有自闭症。世界卫生组织估计，全世界每 160 名儿童中就有 1 名患有自闭症谱系障碍。然而，这个数字在不同的研究和国家之间存在很大差异，这可能是由诊断方法、与诊断相关的污名问题和获取健康服务的不同造成的。

自闭症的早期症状通常包括我们在本章中讨论过的社交技能的缺失，比如面孔加工、社会交流和情绪识别等。物理特征包括语言迟缓和避开视线。具体来说，早期的迹象包括缺乏相互对视，对人脸和声音缺乏兴趣，以及偏爱无生命的物体（Baron－Cohen et al.，2000）。

7.5.2.1 心智化

采择他人观点的能力是与他人进行有意义和有价值的互动的核心。新兴研究表明，那些难以以常规方式与他人沟通的人，比如那些患有自闭症和其他神经发育障碍的人，可能具有异常的神经回路发育，而这种神经回路是心智化和自我评价的基础。自闭症儿童和青少年经常表现出预期、自我参照和其他自我发展指标方面的缺陷（Lind and Bowler，2008）。

一项功能磁共振成像研究发现，与典型发育的对照组相比，成年自闭症患者在腹侧和前吻侧内侧前额叶皮层（在自我评估过程中被激活的脑区）的激活明显更少（Lombardo et al.，2010）。此外，与非自闭症的人不同，自闭症患者在思考自我和思考他人时，其大脑的活动没有表现出差异。事实上，在自闭症患者的大脑中，有一个区域，即中央扣带皮层，在思考他人时的激活程度要高于思考自己时的激活程度（Lombardo et al.，2010）。

有人认为自闭症的一个核心缺陷是无法（或很难）模仿他人（Rogers and Pennington，1991），这可能源于前面讨论的镜像神经元功能障碍。成年人身上的几项证据表明，这一假设可能是正确的。一项形态计量研究发现，与正常发育的个体相比，自闭症患者的镜像神经元区域的结构异常（Hadjikhani，Joseph，Snyder，and Tager－Flusberg，2006）。在脑电图研究中，自闭症患者在观察他人做动作时，也显示出 mu 节律抑制减弱（Oberman et al.，2005），在模仿手指运动时，镜像神经元的激活减弱（Williams et al.，2006）。

虽然研究者在儿童和青少年中进行的专门测试镜像神经元缺陷假说的研究较少，但一项研究报告了令人信服的证据（Dapretto et al.，2006）。自闭症儿童和正常发育的控制组儿童观察和模仿表现基本情绪（如快乐、悲伤、中性和愤怒）的面部表情。不仅自闭症儿童的镜像神经元激活程度低于健康对照组，而且镜像神经元的激活程度与自闭症症状的严重程度相关。通过一个广泛使用的临床量表，作者发现症状较重的患者，其镜像神经元系统的参与程度较低。这项工作很有前景，因为它表明，训练自闭症青少年如何模仿他人可以作为一种有效的治疗方法。事实上，行为数据似乎已经支持了这一假设。在一项研究中，两组自闭症儿童与一名成年人互动，而成年人只模仿其中一组儿童的行为。与只与成年人有偶然互动而未被模仿的儿童组相比，被模仿组的儿童在随后的相处中发起社交互动的倾向更高（Escalona，Field，Nadel，and Lundy，2002）。

7.5.2.2 面孔加工

自闭症患者的面孔加工障碍是人们关注的焦点。自闭症儿童和青少年在面孔加工过程中所表现出的困难，可能是由于缺乏面孔加工所需的必要技能，包括对注视的注意、面孔识别技能和情绪识别。

7.5.2.3 眼睛注视

我们从别人的眼睛里推断出很多社会信息。不幸的是，自闭症患者在这方面存在困难。患有自闭症的年轻人比没有自闭症的年轻人在检测眼睛注视方面更慢（Senju，Yaguchi，Tojo，and Hasegawa，2003），患有自闭症的成年人不能像对照组那样遵循"追踪"人脸的固有模式。通过眼球追踪，研究人员发现，患有自闭症的成年人在看人脸时，通常遵循三角形模式来移动视线，从眼睛开始，然后扫描鼻子和嘴，最后回到眼睛，自闭症患者显示了一种不稳定的模式，难以预测（Pelphrey，Shultz，Hudac，and Vander Wyk，2011），有时甚至是关注外围特征，如耳垂、下巴或者发际线。你可以在图 7.6 中看到这些模式。左侧图显示了自闭症组的眼球追踪模式，右侧图显示了非自闭症组的眼球追踪模式。一些研究人员将这种对眼睛注视缺乏兴趣的现象解释为，看人脸，尤其是看眼睛，会引起过度唤醒，因此自闭症患者会避开它们（Pelphrey et al.，2002）。

缺乏相互的眼神交流是一种在很小的时候就可以观察到的表现型。后来被诊断为自闭症谱系障碍的儿童的家庭录像揭示了非典型的社会行为，包括缺乏眼神交流、缺乏对视、缺乏社交参与（Adrien et al.，1991）。鉴于经验在塑造特定神经区域（如后颞上沟）发育过程中的重要性，缺乏相互注视可能会导致长期的缺陷或神经发育迟缓，进而更广泛地影响面孔加工和社会认知技能。事实上，研究者报告，其他原本健康的婴儿（没有自闭症）也出现了类似情况，他们由于先天性白内障在很长一段时间内暂时失去了视觉输入。这些婴儿在 8 ~ 29 年后表现出面孔识别缺陷（Le Grand，Mondloch，Maurer，and Brent，2003），这个实验结果强调了早期关于面孔的视觉输入很重要。

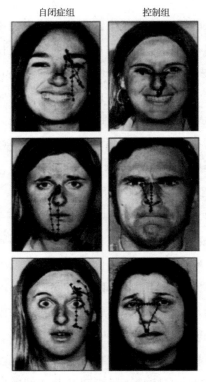

图 7.6　左图为自闭症患者的眼球追踪模式，
右图为非自闭症患者的眼球追踪模式

有一些研究报告，自闭症患者和非自闭症患者聚焦眼睛注视的能力没有差异（van der Geest, Kemner, Verbaten, and van Engeland, 2002）。这一明显矛盾的结果可能是由自闭症症状的严重程度、实验方法和研究参与者的年龄差异造成的。然而, 一份对 14 项自闭症青少年眼球追踪研究的元分析报告称, 他们盯视眼睛的能力有重大缺陷（Papagiannopoulou, Chitty, Hermens, Hickie, and Lagopoulos, 2014）。

在本章早些时候, 我们讨论了后颞上沟在加工他人眼神和意图中的作用。在自闭症青少年中, 这一脑区表现出了非典型的结构（Boddaert et al., 2004）和功能发展。当被要求解释他人通过注视转移所传达的意图时, fMRI 研究表明, 自闭症青少年的后颞上沟的参与程度与非自闭症青少年不同（Pelphrey, Morris, and McCarthy, 2005）。

7.5.2.4　面孔识别

自闭症儿童和青少年很难记住人脸（Boucher and Lewis, 1992）。一些研究表明, 这是因为自闭症患者在加工人脸时更多地关注嘴巴而不是眼睛（Langdell, 1978）, 因为他们没有将人脸作为一个整体来加工, 而是单独研究脸的每个部分（Tantam, Monaghan, Nicholson, and Stirling, 1989）。使用 ERP 的研究显示了 N170 的非典型振幅和延迟（Golarai et al., 2006）, N170 是反映人脸神经加工过程的事件相关电位的组成部分。

大量数据表明, 面孔加工缺陷是由于自闭症患者的梭状回面部区域参与异常所致（e.g. Nomi and Uddin, 2015）。一种解释是, 其梭状回中缺乏人脸 "专家" 的原因在于他们终生缺乏观察人脸和社会信息的动机（Grelotti, Gauthier, and Schultz, 2001）, 这导致了注视眼睛和相关经验的减少（Golarai et al., 2006）。另一种解释是, 自闭症患者的面部加工并不局限于梭状回，而是有更多脑区参与，在更大范围的大脑区域中发生。

7.5.2.5 情绪识别

自闭症患者在情绪识别方面存在困难（Golarai et al.，2006）。自闭症患者不像没有自闭症的个体那样关注情绪表达，他们会去关注面部的其他特征，包括眼睛的颜色或配饰（例如，耳环或帽子）（Weeks and Hobson，1987），这表明情绪表达对他们来说不那么突出。在观察情绪表达时，较少关注眼睛，以及随后杏仁核活动的减少，也可能是部分缺陷的原因。在患有自闭症的成年人中，梭状回和杏仁核的激活与注视眼睛的时间呈正相关（Dalton et al.，2005）。fMRI 研究显示，在情绪脸匹配任务中，与对照组相比，自闭症儿童的杏仁核的激活减少（Wang，Dapretto，Hariri，Sigman，and Bookheimer，2004）。然而，目前尚不清楚自闭症患者杏仁核活动的减少是注视眼睛行为异常的原因还是结果。

虽然大多数研究发现，对于自闭症患者，杏仁核在情绪加工中的参与程度有所下降，但也有一些研究报告了不同的发现。一项研究发现，在加工人脸时，自闭症患者和健康对照组的杏仁核的激活没有差异（Pierce，Haist，Sedaghat，and Courchesne，2004）。另一项研究报告表明，与对照组相比，患有自闭症的参与者的杏仁核活动实际上更活跃（Dalton et al.，2005）。蒙克和他的同事们想知道，这些不同的结果是否可能是由于一些辅助因素掩盖了群体之间的真实差异（或相似点）。他们推断 ASD 和对照组之间的激活差异部分依赖于 fMRI 中人脸识别任务的特定认知需求（Monk et al.，2010）。具体来说，一个人对刺激的注意程度会影响神经系统对刺激的反应，如果自闭症患者对社会刺激的注意程度较低，那么研究结果可能会被组间的这种辅助差异所混淆。为了澄清这种可能性，蒙克和他的研究小组让一组患有自闭症的参与者和一组没有自闭症的参与者看情绪面孔（快乐、悲伤、愤怒）和中性面孔，使用注意力线索范式衡量注意力偏差。通过这项任务，他们发现自闭症患者的杏仁核激活强于对照组（Monk et al.，2010），这表明，当自闭症患者和对照组的注意程度均等时，自闭症患者的杏仁核激活更强。

本章小结

- 社会性发展包括面孔加工、情感加工和亲社会行为。
- 社会性发展的成熟贯穿儿童期和青少年期。
- 社会性发展受"社会脑"发展的支持。
- 心智化是指对他人心理状态的归因。
- 患有社交焦虑症和自闭症谱系障碍的个体，其社会脑表现出了非典型性发展。

问答回顾

1. 社会脑由哪些脑区构成？
2. 为什么面孔加工对社会性发展来说非常重要？
3. 杏仁核在情绪加工中有什么作用？
4. 同伴如何影响情感加工和决策？
5. 自闭症谱系障碍的个体有什么缺陷？

延伸阅读

Blakemore，S. J.，and Mills，K. L.（2014）. Is adolescence a sensitive period for sociocultural processing? *Annual Review of Psychology*，65，187 −207.

Golarai, G. , Grill－Spector, K. , and Reiss, A. L. （2006）. Autism and the development of face processing. *Clinical Neuroscience Research*, 6, 145 －160.

Mahy, C. E. , Moses, L. J. , and Pfeifer, J. H. （2014）. How and where: theory － ofmind in the brain. *Developmental Cognitive Neuroscience*, 9, 68 －81.

Tottenham, N. （2014）. The importance of early experiences for neuro － affective development. *Current Topics in Behavioral Neuroscience*, 16, 109 －129.

第8章 青少年神经科学对政策的影响

学习目标

- 引入成熟和能力的概念。
- 回顾青少年大脑研究如何为公共政策提供信息。
- 描述已经被青少年研究成果所改变的主要政策领域（青少年驾驶、性教育和青少年司法）。
- 了解哪些新政策领域将由青少年大脑研究提供信息。

8.1 引言

　　青少年大脑研究引起了很多人的兴趣。父母、教育工作者、政策专家和法律学者都想知道是什么让青少年的大脑活跃起来。脑成像的出现激发了这种跨学科的对话，并继续为研究人员和政策制定者架起沟通的桥梁。在本章中，政策是指政府、政党、企业或个人采取的行动方针或原则。

　　当成像技术首次应用于青少年的大脑时，一些人辩称青少年确实是有大脑的。幸运的是，这种拙劣的幽默正在失去支持。科学家和青年倡导者正在利用实证研究来改变人们的看法，即正在发育的大脑是脆弱的、有问题的和非理性的。这是一个关乎时间问题。

　　尽管相对于早期和晚期发展阶段的大量研究来说，青少年大脑研究仍然相对较新，但迄今为止，青少年大脑研究至少在三个方面产生了影响。首先，它发现青少年与儿童和成人在神经生物学上存在差异。其次，它有助于解释青少年的行为。最后，它表明大脑的可塑性并不仅限于出生后的早期阶段。这些进展对于为青少年创造符合发展需要的期望、政策和制裁至关重要。更广泛地说，这类研究为这一强有力的生命阶段提供了一个新的视角。本章首先讨论政策话语中受到质疑的相关发展要素，即成熟和能力。其次，我们回顾青少年的日常生活如何受到青少年大脑研究的影响，包括青少年司法、青少年驾驶、上学时间和睡眠以及健康决策等方面。最后，我们将描述目前由于这类研究而发生改变的领域，包括运动相关的脑震荡和青少年的媒体使用。

8.2　成熟

　　在本章中，我们将回顾青少年神经科学研究在不同政策领域的作用。这些看起来完全不同的领域有一个共同的主线：很难定义成熟。青少年什么时候成熟？

　　这个问题之所以如此难以回答，是因为成熟的定义并不明确，并且随语境和研究者感兴趣的特定主题的不同而有所不同。然而，界定成熟在政策上是极其重要的，因为它是我们的社会出于公共政策的目的，在青春期和成年期之间划定年龄界限的内在基础。

　　在我们的使用中，成熟这个词与成年同义，它的意思是责任、智慧和成熟。但是年龄，即一个人活了多少年而言，并不能精确地衡量这些特征。虽然成年人往往比青少年承担更多的责任，诸如此类，我们都一定能想到，相对于自己年龄来说有"不成熟"的成年人，也有相对于年龄来说"成熟"的青少年。那么，我们究竟可以用什么来描述"成熟"这个词呢？我认为，政策相关意义上的成熟度实际上更类似于能力（competence）——理解所处环境的能力或技能。

我们在本章中回顾的政策领域并不都是专门针对能力的，但是所有的目标都是确定一个人到了某个年龄即有能力做出决策。然而，不同个体的固有差异、他们所处的环境以及感兴趣事件发生的条件使得应用"一刀切"的计算结果成为不可能。决策者和立法者认识到了这一困境，因此不能仅仅依靠年龄来判断能力，应充分意识到，拥有相同年龄并不意味着拥有相同的能力水平。

花点时间想想定义成熟的特征。尽管我们每个人对成熟的必备元素都有稍微不同的定义，但是我们可能会在某些要素上达成共识。这些要素可能包括求知欲、心理技能、情绪调节、观点采择、行为控制、良好的决策能力、延迟即时满足的能力、获得一个稳定的身份认同（即不太因奉承或批评而摇摆）、基于价值观做出选择（而不是感情）以及具有可教性（热衷于学习新事物并认识到没有人永远是对的）。

现在，回想一下描述特定大脑区域不同发育轨迹的章节。情感系统和认知控制系统之间的区别尤其相关。后者对于上面列出的一些特征是必要的，包括情绪调节、良好的决策技能和延迟即时满足的能力。因此，这些系统之间的发展差异可能会推迟这些技能的获得，直到它们的发展趋于一致。

成熟的另一个重要因素与自我关系不大，而是基于自我与他人的关系，比如与父母的关系。成熟的状态意味着从依赖照料者或其他监护人到依赖自己，我们在第 6 章回顾了这一概念。现在，棘手的事情是定义什么是适当的依赖和独立，以及在什么年龄或发展阶段发生独立。独立标准通常与文化相关，而这一标准又根据当前社会规范的不同而有所不同。由于这些因素的存在，成熟与不成熟之间的界限具有一定的推测性和主观性。青少年司法系统可能在识别能力的认知上取得了最大的进展，因此我们接下来将对其进行详细的回顾。

8.3 青少年司法

8.3.1 谁是未成年人

我们的社会对于谁是青少年有着复杂的理解。大多数国家将青春期定义为当一个人足够成熟以承担某些责任的年龄，包括驾驶车辆、有合法的性关系、在军队服役或成为陪审团成员、有权利采购、销售，以及喝酒、投票、完成某种程度的教育、结婚和租一辆汽车。但是，即使在同一个国家或同一种文化中，这些权利和特权被授予的年龄也各不相同。更令人困惑的是，相对于可比较的或更重要的活动的法定年龄，已确立的法定年龄限制似乎是武断的。例如，美国许多州的年轻人 14 岁就可以就业，但法律规定，他们在 16 岁、18 岁和 21 岁之前不能开车、投票和买酒。他们可以在 18 岁时参加战争，在军队服役，但在 25 岁之前不能租车。

在法律体系中，青少年被称为未成年人，年龄的二元界定包括 "未成年人" 和成年人，前者被认为是脆弱的，依赖于成年人，不善于做出决定，后者被认为是自主的、负责任的，有权行使法律权利和特权（Scott，2000）。大多数情况下，"法定成年"（法定成年身份的正式说法）指的是 18 岁。但正如他们所说，年龄只是一个数字，这就是法律在允许年轻人从事上述活动的时间上存在如此大的差异的原因。政策设置这些年龄界限时会根据问题的后果考虑很多因素——管理方便、父母的权利、儿童福利、经济的影响和公共利益——以及假设，往往根源于传统智慧，关于年轻人在一个给定的年龄是否足够成熟，作为一个群体，可以为特定的法定目的而像成人一样对待他们（Bonnie and Scott，2013）。

8.3.2　青少年法：历史概述

在 20 世纪的大部分时间里，青少年罪犯的案件是在一个独立于成人司法系统的司法系统中处理的，其主要目标是使青少年罪犯改过自新。这种做法是基于这样一种假设，即犯罪的青少年只是表现出不成熟、冲动和糟糕的决策。然而，在 20 世纪 80 年代和 90 年代，美国发生了一波由青少年犯下的暴力犯罪，这吓坏了美国公民，一场旨在对青少年进行更严厉惩罚的法律改革运动席卷了全国。更严厉政策的支持者反对青少年与成年人在与刑事责任或惩罚相关的任何方面存在差异（Scott and Steinberg，2008）。立法机构制定了严厉的法律，极大地增加了监禁，并扩大了青少年系统中青少年受刑事法院管辖的范畴（Bonnie and Scott，2013）。

8.3.3　现行的青少年法

随着青少年犯罪率不断下降，人们越来越担心对青少年实施严厉的成人刑罚违反了公平的基本原则（Bonnie and Scott，

2013），立法者们越来越愿意把钟摆摆回另一个（不那么严厉的）方向。来自发展心理学和认知神经科学研究的洞见，也有助于为建立适应性制裁提供依据。这些措施包括把青少年留在青少年法庭（而不是送到成人法庭），争取缩短监禁时间。为什么这些制裁在青少年期特别重要？我们在第4章回顾的研究提供了一些线索：青少年的大脑是高度可塑的。这种可塑性使青少年容易受到环境因素的影响；如果他们在成人法庭受审，他们更有可能接受成人的判决，并与成人罪犯同住（或者更糟，被单独监禁），从而更可能学习反社会和犯罪习惯。在少年法庭上审判他们有助于防止这些结果。另外，可塑性使青少年更容易接受矫正和干预。因此，限制监禁时间，转而引导年轻罪犯参加一些项目以帮助他们改变犯罪行为是值得的。尽管如此，在大多数州，14岁（甚至更小）的个体在被指控犯有严重罪行时可以像成年人一样受审。

8.3.4 胜任力

胜任力的广义定义是"成功或高效地完成某事的能力"。例如，这可以指一个人在计算机技能方面的能力。在法律领域，胜任力是指刑事被告接受审判的能力，通常由他们理解诉讼程序和协助律师为其案件辩护的心理能力来衡量（Dusky v. U. S.，362 U. S. 402，1960）。

对少年犯处以更严厉刑罚凸显了一个问题，即被控犯罪的青少年是否有能力有效地参与审判。判定能力的基本标准包括与理解和沟通相关的多种能力，构成了一些学者（Bonnie，1993）所说的"裁判能力"或"继续进行的能力"。这个是一个涵盖性的术语，它包括理解力，理解审判过程目的和性质的能力；推理能力，向律师提供相关信息和处理信息、加工信息的能力；鉴别力，一种以既不扭曲也不荒谬的方式将信息应用于自己处境的能力（Grisso et al.，2003）。我们无法一一介绍这些能力。专栏8.1列出了与胜任力概念相关的更全面的能力。虽然胜任力问题在涉及精神病或残疾的案件中相当普遍，但我们一般很少认识到刑事法庭的年轻人也可能因为发育不成熟而不具备胜任力（Bonnie and Grisso，2000）。

专栏8.1　与法律能力相关的胜任力

- 理解当时的法律形势
- 理解这些罪名
- 理解相关事实
- 理解法律问题和程序
- 理解潜在的法律辩护
- 理解可能的处置、申诉和处罚
- 评估可能的结果
- 评估辩护律师、检察官、法官、陪审团、证人和被告的角色
- 辨认证人
- 以信任和沟通的方式与律师沟通
- 理解指示和建议
- 听取意见后作出决定
- 与律师保持良好的合作关系，协助制定法律对策
- 遵循对矛盾或错误的证词
- 作相关的证明，并在有需要时接受盘问

- 向控方证人提出质询
- 在审判期间和候审期间忍受压力
- 在审判过程中避免非理性和不可控制的行为
- 披露有关涉嫌罪行的事实
- 保护自己并利用现有的法律保障

一项开创性的研究旨在提供关于青少年受审能力的实证证据（CST）（Grisso et al., 2003），使用麦克阿瑟能力评估工具－刑事判决（MacCAT－CA）测试上述三种能力类型。采用麦克阿瑟判断评估法（MacJEN）对判断的不成熟程度进行评估。对个体在麦克阿瑟评估法中的反应根据三个主要变量进行评分：风险评估（包括对风险的认识、风险产生负面后果的可能性和风险影响）、未来导向（对风险后果的短期或长期性质的评估）和对同伴影响的抵抗力。研究对象包括900多名11～17岁的青少年和450多名18～24岁的成年人。每一组的一半人选由一个目前没有涉及少年或刑事法庭的社区样本组成，另一半包括目前被拘留在少年拘留中心或成人监狱的个人。

结果表明，较年轻的青少年（11～15岁）在理解、推理和鉴别亚量表方面明显比年长的青少年和青年人差。在理解和推理亚量表上显著受损的个体比例在不同年龄组之间存在显著差异。而大约10%的成年人在这些领域表现出受损，超过30%的青少年表现出受损，如图8.1所示。在理解、推理和鉴别能力方面，最重要的预测因素无疑是各个年龄段的智商。以前在司法系统和心理健康问题方面的经验与这些子量表上的能力无关。智商分析显示，智商较低的年轻人在评估中其能力受到的损害尤其严重。

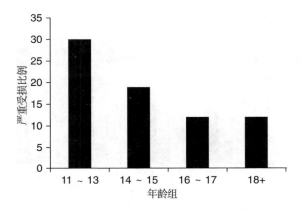

图 8.1　不同年龄者能力受损速度的比较

在一项旨在测试青少年接受审讯能力的研究中，较年轻的青少年比较年长的青少年和成年人表现出更大的推理受损

　　MacJEN 是专门为测试参与者在现实生活场景中的法律决策而设计的，包括政策审问、律师咨询和辩诉协议。当被问及如何选择对警方审讯的最佳回应时，令人震惊的是，50% 的青少年将供认作为最佳选择，而只有 20% 的成年人选择供认。几乎 80% 的成年人选择保持沉默，而只有 20% 的青少年选择保持沉默。在图 8.2 中，你将注意到随着年龄的增长而保持沉默的趋势。大约 75% 的青少年选择接受认罪协议，而只有 50% 的成年人选择接受。在这里，"接受交易"的趋势再次随着年龄的增长而减少。在关于向私人律师或公诉人充分披露犯罪行为的描述上，他们没有表现出年龄差异。请注意，最年幼的青少年更有可能在每一个最符合权威的描述中做出自己的选择：向警方坦白、向律师充分披露，以及接受检察官的认罪协议。统计分析证实了这一与年龄有关的观察结果，同时也揭示了性别、种族或犯罪历史对权威遵从性没有显著影响。

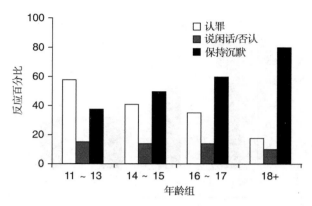

图 8.2　不同年龄者选择供认的百分比

在一项旨在测试青少年法律决策能力的研究中，与年龄较大的青少年和青年相比，较小的青少年更有可能供认罪行，而年龄较大的青少年和青年保持沉默的可能性更大

　　这项重要的研究提供了最早的经验证据（大样本），证明了相比青年和年长的青少年，15 岁和更小的青少年在公平和公正审判所必需的要素方面并不胜任。MacJEN 还阐明了在能力方面需要考虑的一个重要因素：除了理解和推理，心理社会不成熟可能发挥了重要作用，而理解和推理与能力问题有明显相关。由于遵从权威人士的固有偏见，青少年更有可能使自己牵连到刑事诉讼中。他们不太可能意识到其法律决策的长期风险。这种与年龄有关的倾向使他们在司法上处于不利地位。在达斯基诉美国案（1960 年）中，最高法院裁定，在司法程序中，对患有精神疾病的个人接受审判的能力应予以考虑。刚刚回顾的数据表明，我们也应该评估那些因为不成熟而可能缺乏胜任力的问题。

8.3.5　青少年大脑研究在青少年司法中的作用

　　青少年神经科学已经提出了一个问题：青少年是否应该像成

年人一样受到惩罚？与此相关的是，他们是否应该因为类似的罪行而受到同样的惩罚？研究表明，青少年的奖赏和情绪系统的发展速度超过了调节系统的发展速度，从而干扰了最优决策，所以青少年不应该像成年人一样受到惩罚。这并不是说青少年罪犯不应该被追究责任，而是发展研究表明，在实施惩罚和法律制裁时，法院系统应该考虑罪犯的年龄及发展阶段。事实上，最高法院认为对少年犯使用严厉的成人刑罚是"残酷和不寻常的惩罚"，违反宪法第八修正案。有三项裁定特别取消了这种做法。罗珀诉西蒙斯案废除了对 18 岁以下未成年人的死刑，法院强调了青少年和成年人之间的行为差异，但很少提及青少年的大脑发育。然而，随后的案件，包括格雷厄姆诉佛罗里达案，禁止对犯有非杀人罪的未成年人判处无假释无期徒刑，而米勒诉阿拉巴马州和杰克逊诉霍布斯的联合案件中，法院认为各州强制青少年不得假释，无论其犯罪行为如何，都是违反宪法的，这一判决直接根据神经科学研究而做出。

青少年行为的三个普遍特征都得到了神经科学证据的证明，它们影响了法院的判决。第一，在几项裁决中，最高法院对发展中的调节体系会导致行为调节受限作出了评论。下面这段来自米勒诉阿拉巴马州案的引文说明了这一点："越来越明显的是，青少年的大脑在与高级执行功能相关的区域和系统中还没有完全成熟，比如冲动控制、提前计划和风险规避。"第二，在罗珀诉西蒙斯一案中，法院指出，青少年比成年人"更容受到负面影响和外部压力，包括来自同龄人的压力的影响"。在第 6 章的实验中，同伴在场增加了青少年而不是成年参与者的风险行为。这只是这个概念的一点证据。第三，基于神经科学研究，法院敏锐地观察到，青少年的大脑是可塑的，因此比不那么灵活的成年人的大脑更具可塑性。并声称：青少年的个性不如成人完善，人格特征更具有可变性，不那么固执。认识到青少年表现出"更强的改变能力"尤为重要，因为这会影响对被判犯有犯罪行为的青少年实施的制裁（Galván，2014）。专栏8.2提供了这些有影响力的最高法院案件的更多细节。

专栏8.2　最高法院青少年判例详细介绍

Roper v. Simmons，543U. S. 551（2005）

判决。美国最高法院做出了一项具有里程碑意义的决定，废除了对未成年人的死刑，宣布对18岁以下犯罪的死刑违宪。这一判决以5票对4票的结果推翻了1989年斯坦福诉肯塔基州案（*Stanford v. Kentucky*，492 U. S. 361）中最高法院先前对16岁或16岁以上罪犯维持这类判决的裁决。

案件

1993年，17岁的克里斯托弗·西蒙斯和一个更年轻的朋友闯入了46岁的雪莉·克鲁克的家，他们把她绑起来，开车把她运到州立公园，并把她从密苏里州吉拉多角县的一座桥上扔了下去。很快，西蒙斯承认了谋杀，另一位朋友的证词也表明，他事先讨论过情节，后来还吹嘘了自己的罪行。陪审团认定他有罪，建议判处他死刑。

最高法院的意见

西蒙斯提出了上诉，经过几次动议后，此案被提交给了美国最高法院。根据2002年美国最高法院的一项裁决，阿特金斯诉维吉尼亚案（*Atkins v. Virginia*，536 U. S. 304）推翻了对智障人士的死刑，西蒙斯提交了一份新的请愿书，密苏里州最高法院将西蒙斯的刑期减至终身监禁，不得假释。2004 年 10 月 13 日，美国最高法院根据密苏里州的上诉，对此案进行了审理。

法院援引阿特金斯诉弗吉尼亚州案（2002）的决议，指出道德标准的演变使得对智障人士判处死刑变得残忍和不寻常（因而违反宪法），由此认为，对犯罪时未满 18 岁的人处以死刑也是残忍和不寻常的惩罚。

肯尼迪大法官引用了一项研究，该研究表明，与成年人相比，青少年缺乏成熟和自控能力，更容易冲动。法院还指出，世界各地处决少年犯的情况相对罕见，美国是唯一允许处决少年犯的国家。从 1990 年到 2004 年（这个案件备受争议的时候），只有其他七个国家，处决了未成年人，但是这些国家自此之后，要么废除了死刑，要么出现了公开反对死刑的运动。

裁决的意义

罗珀诉西蒙斯案（2005）对美国有两大影响。首先，它通过取消死刑判决影响了 72 名死刑犯。最大的影响发生在得克萨斯州，那里有 29 名少年犯正在等待处决。其他州的死囚人数都没有超过 5 名。其次，科学研究的大力运用彻底改变了最高法院使用经验证据来支持其裁决的做法，科学研究的运用在后来的青少年司法裁决中变得普遍。

Graham v. Florida, 560 U. S. 48（2010）

判决。美国最高法院裁定，少年犯不得因非杀人罪被判处无假释无期徒刑。

案件

2003 年，16 岁的特伦斯·贾马尔·格雷厄姆和两个朋友试图抢劫佛罗里达州杰克逊维尔的一家烧烤餐厅，后来被捕，以成人身份被控持械抢劫以及殴打罪。六个月后，他再次因入室抢劫被捕，被控终身监禁，不得假释。

最高法院的意见

与罗珀诉西蒙斯案（*Roper v. Simmons*）的观点类似，最高法院认为，在残酷和非同寻常惩罚的禁令下，以非杀人罪判处少年犯终身监禁并不得假释是违反宪法的。

裁决的意义

在国家诉杰森·米恩斯案中，格雷厄姆诉佛罗里达案的裁决被宣布具有追溯效力。1993 年，17 岁的米恩斯因绑架和二级谋杀罪名成立，被判处终身监禁，不得假释。在格雷厄姆诉佛罗里达州案的判决之后，最高法院对米恩斯进行了重新判决，判处无期徒刑且有可能假释。

Miller v. Alabama, 567 U. S. 551（2012）

判决。美国最高法院认为，对少年犯（包括谋杀在内的所有罪行）实行强制性终身监禁而不得假释是违反宪法的。这项裁决扩充了 2010 年格雷厄姆诉佛罗里达案的判决，后者认定，对不包括谋杀犯在内的青少年犯，判处无假释的终身监禁是违反宪法的。

案件

最高法院的判决是基于两起案件，米勒诉阿拉巴马和杰克逊诉霍布斯。2003 年，14 岁的埃文·米勒和一个朋友殴打并抢劫了他的邻居。为了掩盖罪行，他们放火烧了邻居的拖车。邻居最终死于吸入浓烟和殴打致伤。陪审团认定米勒犯有重大谋杀罪，判处他无期徒刑，不得假释。

1999 年，14 岁的昆特雷尔·杰克逊和两个年长的男孩试图抢劫一家音像店。一到商店，一个年长的男孩用猎枪指着店员要钱。店员拒绝了，男孩朝她脸上开了一枪。案发时杰克逊正在店里。2003 年，已经成年的杰克逊受到指控，被判处终身监禁，不得假释。

最高法院的意见

法院认为，对儿童强制执行无假释的终身监禁"违反了格雷厄姆案（以及罗珀案）的基本原则：国家对少年犯实施最严厉的惩罚时要考虑他们的儿童身份。"因此，无论犯有何种罪行，犯罪时的年龄都很重要。

卡根法官代表大多数人表示，量刑应考虑孩子的实际年龄及其特征，如不成熟、冲动、未能意识到风险和后果；还应考虑家庭和家庭环境——青少年通常不能从中解脱出来，即使这是残酷的或机能失调的，以及青少年在所犯之罪中的作用和恢复正常的潜力。

8.3.6　警示说明

行为现象的神经生物学证据有助于推进青少年司法系统中的政策问题。然而，它的效用是有限的，因为它缺乏最初假定的预测能力。为什么这么说呢？让我们倒回去一点。当法律学者开始注意到神经成像时，他们非常兴奋，因为它使得我们可以在刑事审判中，利用神经科学证据来证明某个面临刑事指控的青少年的大脑功能是否足够成熟，从而为他或她所犯的罪行负起责任（Bonnie and Scott，2013）。然而，这并没有被证明是非常有效的，因为神经成像数据的本质，即从对一组个体的分析中得出推论，排除了对任何一个个体的过去、现在或未来的行为如何与他们的犯罪活动相关的预测。与此相关的是，依赖神经科学证据的神经科学家和学者如何将这些群体平均的发现与行为和神经发育的巨大个体差异协调起来，目前尚不清楚。换句话说，尽管科学家们认识到，个体的行为和大脑发育存在巨大差异，但大多数关于青少年大脑的研究以及所有在法律和政策背景下被引用的研究都是基于群体数据的（Galván，2014）。因此，一个迫在眉睫的问题使得从实验室到法庭的转化颇具挑战性，那就是关于成熟的一般指导方针是可以建立在神经科学研究的基础上的，还是个体差异如此之大，以至于无法为如成人般的成熟和判断建立生物学基准？当家长、神经科学家和法律学者继续努力解决这个问题时，重要的是，他们必须认识到，仅仅因为某一特定行为现象存在神经生物学关联，并不一定意味着我们对这种行为有更深入的理解。

8.4 驾驶

大脑研究对最高法院的影响是非常显著的，但谢天谢地，它只会影响美国相对较小比例的年轻人。大脑研究更广泛的影响是对青少年驾驶管理的影响。

在美国，取得驾驶执照是一件人生大事。对许多青少年来说，它意味着探索的机会，在乡村道路上蜿蜒行驶，在心血来潮时开车去见朋友。就像学龄前儿童在学习骑自行车时感受到的自信、兴奋和自主的滋味一样，学习开车往往是通往独立的兴奋旅程的开始。不幸的是，它是美国和大多数发达国家青少年死亡率和发病率的头号原因（CDC，2012）。图 8.3 显示了不成比例的高车祸率，在 12～19 岁青少年中，车祸死亡占意外伤害死亡的73%，而意外伤害死亡人数仅占死亡人数的一半。青少年和 20岁以下的年轻人每英里的撞车率最高，是 21 岁以上司机的 3 倍。车祸死亡人数在男性青少年、与乘客一起的青少年或刚取得驾照的青少年中甚至更高（CDC，2012）。

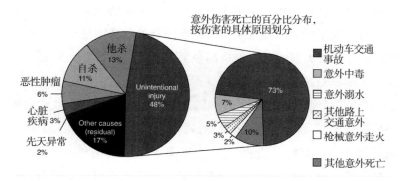

图 8.3　按死因划分的 12～19 岁青少年死亡人数的
百分比分布：美国，1999～2006 年

如何解释这些统计数据？有一种观点认为，由于大脑发育不成熟，年轻司机缺乏专注于驾驶任务的能力，包括认知和运动技能、工作记忆、视觉空间注意和加工速度（Romer，Lee，Mc-Donald，and Winston，2014）以及大脑发育的不成熟（Keating，2007）。例如，新手司机缺乏有效并高效识别和应对危险的技能；他们通常未经过适当的观测训练，可能会专注于驾驶场景中的非关键元素（Dickinson，Chekaluk，and Irwin，2013）。另一种可能性是，缺乏驾驶经验是造成他们高撞车和高死亡率的原因。在驾驶文献中，未能注意和识别危险是由于缺乏从驾驶经验中获得的认知和运动图式（一种称为危险意识或情境意识的能力，Dickinson et al.，2013）。这些解释并不是相互排斥的，很可能它们都是导致青少年驾驶能力低的原因。事实上，由于不成熟和缺乏经验，青少年在三种情境意识图式（感知、理解和对相关驾驶线索的预测）中表现出不足，而这三种图式是对潜在驾驶危险做出快速反应所必需的。然而，政策制定者热衷于解开这些问题的原因是，这些问题对确定青少年获得驾照的年龄有重要意义。不成熟的解释建议，在青少年达到安全驾驶所需的成熟之前，推迟向他们发放完整的驾驶执照；而缺乏经验的解释则建议采取更温和的政策，将大脑成熟和经验都视为对青少年驾驶能力的重要影响（Romer et al.，2014）。

三阶段分级驾驶执照（GDL）成功地减少了近一半的青少年车祸死亡人数（McCartt，Teoh，Fields，Braitman，and Hellinga，2010），支持了直到青少年积累了更丰富的驾驶经验后，才充分授权的决策。有关青少年大脑长期发育的知识，特别是对有限认知控制的研究，在为年轻司机制定 GDL 政策方面发挥了关键作用。它有三个阶段的许可证：（一）学习者许可证；（二）预备驾驶证；（三）年满十八周岁取得正式驾驶执照。这些阶段反映了我们目前对青少年大脑和行为发展的理解：第一个阶段认识到，与成年人相比，青少年在行为调节方面缺乏经验，因此受益于成年人的监督。在学习期间对成人监督驾驶的要求也增加了青少年新手司机在独立驾驶前获得经验的机会（Romer et al.，2014）。第二阶段反映了经验和轶事知识，即青少年比成年人更容易分心，尤其是社交分心。最后，分阶段政策的本质反映了一种理解，即青少年的大脑的经验反应、正常发展和技能发生了变化，而神经系统的变化与行为和决策的复杂性的增加直接相关（Galván，2014）。

你可能会注意到，GDL 法律更关注青少年相对于成年人认知能力不足的问题，而较少关注青少年寻求刺激的问题，后者可能导致鲁莽驾驶。经验研究表明，尽管冒险行为可能导致青少年鲁莽驾驶，但认知技能的缺陷确实更能预测车祸。一项研究调查美国两个州 16 ～ 19 岁青少年驾驶问题的源头。他们的结论是，"绝大多数非致命事故是由于注意力、视觉搜索、相对于条件的速度、危险识别和紧急操作的错误，而不是由于高速和明显的危险行为"（McKnight and McKnight，2003）。新近第二项对青少年撞车的分析是基于美国国家机动车事故因果关系调查（NMVCCS），结果发现近一半的严重撞车（46%）是由于监控失败和干扰，最大的一个是司机在驾驶时使用手机和短信（Westlake and Boyle，2012），心不在焉，本该监控道路但却将注意集中在了其他方面（Curry，Hafetz，Kallan，Winston，and Durbin，2011）。作者指出，公共健康工作往往"关注于预防青少年的'问题'行为，而不是关注他们作为熟练司机需要培养的技能"（Curry et al.，2011）。

8.4.1　青少年乘客的影响

青少年喜欢和青少年一起出去玩。因此，同伴乘客对青少年驾驶的影响一直是大量研究的主题，且指向了分心和冒险（Romer et al.，2014）。一项针对美国司机的研究发现，年龄为 16 岁和 17 岁的司机中，每增加一名同龄乘客，致命车祸的风险就会增加，这一结果在成年司机中并没有出现（Chen, Baker, Braver, and Li, 2000）。其他研究表明，同伴对驾驶的影响可能取决于环境、司机和乘客。相比单独驾驶，16～20岁的男性司机和男性乘客，尤其是那些13～24岁的男性乘客，更容易发生致命的撞车事故（Ouimet et al., 2010）。女性乘客的影响较弱，但仍然存在，而且似乎仅限于13～20岁的年轻乘客。一项使用NMVCCS数据的研究发现，男性和女性在注意力分散方面存在差异。男性更有可能咄咄逼人地开车，并更容易因车外的事分心，而女性司机更有可能被车内的事情分散注意力，比如与乘客交谈（Curry, Mirman, Kallan, Winston, and Durbin, 2012）。这些研究表明，同龄乘客的影响因性别而异。

我们在第6章中回顾的关于同伴对计算机模拟驾驶任务影响的实验研究证实了这些发现，特别是因为在该研究中，无论是否有同伴在场，成年人在危险行为方面没有表现出任何差异（Chein, Albert, O Brien, Uckert, and Steinberg, 2011）。

8.4.2　酒精及其他药物的影响

在第6章中，我们了解到中脑缘多巴胺系统的兴奋性与酒精和其他物质的奖赏特性有关。这种现象在青少年身上尤其明显，他们也对这些药物的新奇性感到兴奋。不幸的是，这可能导致16～20岁的司机酒驾死亡的相对风险高于年龄较大的司机（Voas, Torres, Romano, and Lacey, 2012）。

这是因为相比成人，有更多的青少年酒后开车吗？不一定。相反，与成年人相比，酒精可能会使新手司机本就较差的运动和注意力技能更差（Harrison and Fillmore, 2011）。酒精和大麻一样，会增加驾驶员犯错和注意力不集中的风险（Hartman and

Huestis，2013）。此外，那些更可能使用多种药物的青少年，如酒精、尼古丁和大麻，也更有可能在酒精的影响下开车（Delcher，Johnson，and Maldonado－Molina，2013），并经历车祸（Dunlop and Romer，2010）。

好消息是，从 1999 年到 2009 年，美国 16～17 岁青少年酒后驾车的报告显著下降（Cavasos－Rehg，Krauss，and Spitznagel，2012）。此外，在 20 岁以下的司机中，与酒精相关的驾车死亡比例（20%）低于 20 多岁的司机（39%）（Pickrell，2006）。这些危险驾驶的减少表明，教育年轻驾驶员认识鲁莽驾驶的风险和潜在后果，制定适当的与年龄发展适宜的驾驶法，规范"指定驾驶员"的做法和使用汽车服务具有重要的作用。

8.4.3 疲劳驾驶的影响

在美国，大约三分之一的青少年司机报告说他们开车时昏昏欲睡（National Sleep Foundation，2011）。除了健康大脑发展的负面影响和学习的后果，缺乏睡眠对司机来说也是致命的。毫无疑问，睡眠不足与注意力和警觉性不足有关，青少年和年轻人的撞车率会随着睡眠时间的减少而增加（Martiniuk et al.，2013）。弗吉尼亚州两个匹配的学区在高中开始上课时间上的差异不仅表现在学业成绩上的差异，还表明开始上课时间较晚的学区的学生撞车率也较低（Vorona et al.，2011）。其他推迟上课时间的学区也受益于学生撞车率的降低（Danner and Phillips，2008）。有证据表明，这些减少是由于与上课较早的学生相比，上课较晚的学生在周末持续注意力管理的改善（Lufi，Tzischinsky，and Hadar，2011）。结果表明，鼓励学生睡得更久可以让他们提高对重要任务的注意，比如开车（Romer et al.，2014）。

　　这篇关于青少年驾驶的简短文献综述指出了一系列因素的综合作用，包括有限的经验、大脑系统的成熟，以及注意力分散和冒险倾向的个体差异，这些因素可能会使年轻司机比年长和更有经验的司机面临更高的风险。虽然现有的分级驾驶执照已经显示出了降低这种风险的希望，允许青少年独自外出冒险之前增加受保护的驾驶经验，但是确定和实施培训策略将有效地为青少年独自驾驶做好准备（Williams，2006）。正如罗默及其同事（Romer et al.，2014）所指出的，这方面知识的另一个重要进展将是区分开年龄与经验对青少年驾驶风险的影响（McCartt，Mayhew，Braitman，Ferguson，and Simpson，2009）。随着驾驶经验的增加，撞车率有所下降，但青少年新手（16 至 19 岁）的撞车率仍然高于成年新手（20 岁以上）（Gregersen and Bjurulf，1996）。这表明，缺乏经验的影响因青少年司机本身认知和大脑发育的不成熟而加剧。然而，在缺乏实证证据的情况下，确定大多数青少年多大年龄具备安全驾驶能力是一项挑战。这表明，改善与驾驶技能相关的能力评估，将会使年轻司机受益。

8.4.4　青少年驾驶的减少

　　尽管醉酒、疲劳驾驶和同伴分散注意力都是关于青少年驾驶的重要考虑因素，但事实上，开车的青少年人数正在下降。根据密歇根大学交通研究院发表的一项研究，在过去的几十年里，持有驾照的人的比例一直在下降。1983 年，大约 92% 的年轻人拥有驾照，到了 2014 年这一比例为 76%。青少年的下降幅度更大——2014 年，16 岁的青少年中只有 24.5% 的人拥有驾照，比 1983 年下降了 47%。2014 年，19 岁的年轻人中 69% 的人拥有驾照，而1983 年这一比例为 87.3%。是什么导致了这些显著的、有些令人惊讶的下降？驾照的魅力从来都不在于车，而在于车所提供的自由。年轻人现在可以享受这种自由，而不用担心开车可能带来的挫败、昂贵和不那么环保的体验。网上约车等汽车服务的日益普及（只需一个简单的手机应用程序就可以轻松获取这些服务），以及公共交通工具的普及，使许多青少年，尤其是生活在大城市的青少年，不再需要驾照。事实上，一些初步数据显示，随着青少年接近驾车年龄（16 岁），一些人放弃了考驾照的麻烦，转而注册了网约车账号。这一趋势已经开始使青少年司机的交通事故和死亡人数减少，毫无疑问，在未来几年还将继续减少。

8.5　青少年睡眠

根据青少年风险监测系统的调查，超过 90% 的美国青少年长期缺乏睡眠，该调查收集了 12000 多名高中生的数据（Basch，Basch，Ruggles，and Rajan，2014）。这些统计数据表明了一种越来越被公认的睡眠剥夺流行病（Carskadon，2011）。超过 25% 的青少年表示，尽管上学时间较早，但他们在工作日晚上的就寝时间晚于 11：30（Asarnow，McGlinchey，and Harvey，2014）。青少年经常试图通过延长周末晚上的睡眠时间来弥补这种睡眠不足（Crowley and Carskadon，2010），这导致了一种被称为"社会时差"的现象，即个体试图通过周末睡更久来平衡工作日的睡眠不足。这种做法是无效的，甚至在青少年时期可能是有害的，因为这会增加精神症状、疲劳和学习成本（Gillen－O'Neel，Huynh，and fuholi，2013）。这种现象令人担忧，因为青春期的睡眠有助于促进身体、大脑和认知发展（Gregory and Sadeh，2012）。

8.5.1　青少年睡眠不足的原因

家长、教育工作者和青少年自己都将青春期阶段睡眠质量越来越差归咎于媒体和科技。事实上，青少年报告说熬夜是为了兼顾社会需求、家庭作业、课外活动、放学后的工作和责任，以及科技（Cain and Gradisar，2010；Knutson and Lauderdale，2009）。然而，这种转变也有生物学上的原因。大约在青春期激素开始发挥作用的时候，许多青少年开始经历所谓的睡眠-觉醒"相位延迟"，即对晚睡晚起的偏好。与儿童中期的孩子相比，这一相位延迟通常是一个长达 2 小时的变化：美国 6 年级学生的平均就寝时间是晚上 9 点 24 分，而 12 年级学生的就寝时间是晚上 11 点 02 分（Carskadon，2011）。有趣的是，这一现象在世界各地不同文化背景的人身上都能观察到。例如，韩国 6 年级和 12 年级学生的平均就寝时间分别是晚上 10 点 42 分和凌晨 12 点 54 分。尽管韩国青少年总体上比美国青少年晚上床睡觉，但在两国以及 6 大洲的 20 多个国家，从前工业化到现代社会的文化中，相位延迟的时间始终在 2 小时左右（Hagenauer and Lee，2013）。这种延迟归因于两个生物学因素：（1）在整个青春期，体内夜间褪黑激素的释放时间越来越晚（Crowley，Acebo，and Carskadon，2007）。这使得许多青少年很难早早地就入睡；（2）青少年的"睡眠压力"发生了变化，在这种情况下，晚上入睡的压力或愿望比儿童增加得更缓慢。这就导致他们更能容忍保持清醒。这两个因素使大多数青少年更容易保持清醒而不感到困倦。尽管青少年对醒着的容忍度更高，但他们仍然需要和儿童一样多的睡眠（没有人会说新生儿或蹒跚学步的孩子不需要很多睡眠！）那么，如果青少年的身体鼓励他们晚睡，他们应该如何获得与较小的时候一样多的睡眠呢？答案很简单。大自然的本意是让青少年晚睡晚起，但现代社会强行规定了早起上学的时间，破坏了这些计划。因此，许多青少年在非周末晚上熬夜，睡眠不足，然后第二天在课堂上很难保持清醒。

美国国家睡眠基金会（National Sleep Foundation，2011）的一项大型研究表明，与包括安全性行为、药物规避和良好营养在内的健康和幸福的其他方面不同，健康的睡眠不是父母会对青少年强调的事。新手父母会为新生儿的睡眠而困扰，但随着时间的推移，这种困扰会逐渐消失。根据这项研究，87% 的美国高中生在非周末晚上的睡眠时间低于建议的 8.5 ~ 9.5 小时，但只有 29% 的受访家长意识到这一不足。这种脱节表明，父母对青少年睡眠不足的程度缺乏足够的认识，这令人不安。

8.5.2　睡眠不足的后果

睡眠不足的影响是普遍的。如果回顾每一个有害的结果，我们可能需要用一本书，所以这里我们只列出主要的结果。请查看专栏 8.3，以获得基于实证研究的更全面的结果。毋庸置疑，学习成绩会受到影响。许多研究表明，睡眠时间的减少与中学、高中和大学阶段学习成绩的下降、更高的缺勤率和迟到率，以及学习准备程度的下降之间存在关联（Curcio，Ferrara，and De Gennaro，2006；Fredriksen，Rhodes，Reddy，and Way，2004），低社会经济地位会加剧这一影响（Buckhalt，2011）。青春期期间出现的包括焦虑和抑郁在内的内化障碍的患病率会因睡眠不足而增加（Alfano，Reynolds，Scott，Dahl，and Mellman，2013）。从健康的角度来看，青少年时期养成的（不良）睡眠习惯会对未来心血管疾病、代谢功能障碍和 2 型糖尿病的发病（Owens；Adolescent

Sleep Working Group；Committee on Adolescence，2014）以及当时和未来的肥胖率有影响。几项横向和前瞻性研究表明，睡眠较少的儿童和青少年体重指数较高（Cappuccio et al.，2008）。

专栏8.3 受青少年睡眠不足影响的领域

范畴	危险结果
身体健康和安全	体重增加 代谢功能障碍（高胆固醇血症、2 型糖尿病） 心血管疾病发病率增加（高血压，中风风险增加） 车祸率上升（"疲劳驾驶"） 更高的咖啡因摄入量；增加中毒/过量的风险 非医学上的兴奋剂药物使用 身体活动水平较低
心理健康与行为	增加焦虑、抑郁、自杀意念的风险 冲动控制和自我调节能力差 增加了冒险行为 情绪失调 积极情感减少 对自我和他人的社会/情绪线索的理解受损 动机降低 更容易感受到压力
学业成绩	认知缺陷，尤其是复杂任务的认知缺陷 执行功能受损（工作记忆、组织） 时间管理上的缺陷 注意力和记忆力的损伤 缺乏抽象思维和语言创造力 成绩下降

来源：Taken directly from *Pediatrics*，134（2014），642 –649.

8.5.3　上学时间的影响

　　青少年睡眠不足是许多不可改变因素的产物，包括生物学和环境需求。然而，科学家、政策制定者和家长们已经确定了一个罪魁祸首，实际上也是最具可塑性的罪魁祸首：早上的上学时间。美国教育部的统计数据显示，在美国 1.8 万多所公立高中，几乎一半的学校在早上 8 点前上课。越多的在校时间难道对学生就越好吗？不一定。大量研究基于青少年的睡眠时间、嗜睡、集中注意的能力、行为问题和旷课，比较了早上上课时间不同的学校，结果发现，那些在早上上课时间晚的学校的学生在每一个领域的表现都更好（Carrell、Maghakian，and West，2011），即使在考虑了其他可能导致这些结果的因素之后，如社会经济地位、心理健康和压力。

8.5.4　上学时间：建议

　　经过多年的研究，儿科医生和政策制定者终于开始听取有关睡眠不足对青少年有害影响的科学事实。儿科医生在这个对话中扮演什么角色？一个非常重要的角色，因为他们是可信的声音，能够通过强调睡眠剥夺对青少年健康的潜在长期影响在这一运动中发挥机动性作用。2014 年 8 月，美国儿科协会（American Academy of Pediatrics）发布了一份强有力的政策声明，建议推迟初中生和高中生早上的上课时间，以对抗青少年睡眠不足（Adolescent sleep Working Group，Committee on Adolescent，and Council on School Health，2014）。具体来说，他们建议早上 8：30 或更晚开始上课，这与最近几十年流行的越来越早的开始时间（有些早在早上 7：15！）相比，是一个重大的转变。他们指出，"这样做将使学校的作息时间与青少年的生理睡眠节律相一致，他们的睡眠－觉醒周期在青春期开始时晚了两个小时。"他们还引用了一项研究，该研究表明，上学时间早（早上 8：30 之前）是导致睡眠不足的一个关键的可改变因素。他们的建议是基于研究给出的，研究表明，推迟上学时间是"应对长期睡眠不足的有效措施，对学生的身心健康、安全和学业成绩都有潜在的好处。"完整的建议列表见专栏 8.4。请注意，这些建议的主题都是教育青少年、家长、教育工作者、体育教练和立法者，让他们了解睡眠的重要性，以及定期讨论睡眠模式和睡眠问题的重要性。

专栏 8.4　美国儿科协会的睡眠建议

1. 儿科医生应该对青少年和家长进行教育，让他们知道青少年需要的与生理上的睡眠需求相匹配的最佳睡眠量（8.5～9.5 小时）。尽管在小睡、周末延长睡眠时间和摄入咖啡因可以暂时消除困倦，但这些做法并不能恢复最佳的警觉性，也不能替代正常的充足睡眠。

2. 卫生保健专业人员，特别是那些在学校诊所工作或以学校顾问身份行事的专业人员，应了解青少年的睡眠需要。他们应该教育父母、青少年、教育工作者、体育教练和其他利益相关者，让他们了解导致美国年轻人普遍长期睡眠不足的生物学和环境因素，包括早上上课时间早。

3. 美国儿科协会（American Academy of Pediatrics）以及其他儿童和睡眠健康倡导团体应制定和传播针对家长和青少年以及普通公众的教育干预措施。内容应包括青少年长期睡眠不足的潜在风险，包括情绪低落、学习障碍、注意和记忆力问题、冲动控制能力差、学业成绩差、易发生车祸、肥胖、高血压和长期心血管疾病的风险增加。还应包含关于系统对策的潜在效用的信息，包括推迟早上上课时间，以缓解这些影响。最后，教育工作还应强调个人层面行为改变的重要性，以及家庭和学生自己在改变睡眠习惯方面的个人责任。

4. 儿科医生和其他儿童卫生保健提供者（例如学校医生、护士）应该提供科学信息、基于证据的基本原理、指导和支持，让学校管理者、教师家长会、学校董事会了解施行延迟早上上课时间的益处，这可能是非常划算的应对青少年缺乏睡眠和嗜睡的对策。在大多数地区，初中和高中的早上上课时间应该不早于 8∶30。然而，个别学区在制订上课时间以保证学生充足的睡眠时，也需要考虑平均通勤时间和其他紧急情况。

5. 儿科医生应定期向青少年和家庭提供教育和支持，将睡眠的重要性和健康的睡眠习惯作为前瞻性指导和良好儿童照料的重要组成部分。儿科医生尤其应该支持父母参与制订就寝时间和监督睡眠实践，比如在卧室使用社交网络和电子媒体；例如，儿科医生可以建议家长制订一个"家庭媒体使用计划"，并实施"媒体宵禁令"。"应该定期询问青少年的睡眠模式和持续时间，并向他们提供有关过量摄入咖啡因、滥用兴奋剂以对抗困倦以及疲劳驾驶的危险的忠告。"

资料来源：Taken directly from Pediatrics, 134 (2014), 642 −649.

8.5.5　上学时间：现实

一些对改变上学时间持怀疑态度的人认为，这种改变只会鼓励青少年晚睡。这是一个合理的论点，但初步研究在一定程度上缓解了这种担忧。一项对明尼阿波利斯市 18000 多名高中生进行的研究发现，在学区将上课时间推迟到 8：40（比原来的 7：15 晚了将近一个半小时）之前和之后，学生的就寝时间没有变化（Wahlstrohm，2002）。这让这些学生在非周末晚上多睡了将近一个小时。另一项研究发现，上学时间推迟 1 小时会导致每晚多睡 12 到 30 分钟，而报告睡眠时间超过 8 小时的学生比例从 37% 上升到 50%（Danner and Phillips，2008）。一项研究确实发现，上学时间早一些会改变就寝时间，但并不像怀疑者预测的那样。该研究报告称，与上课时间改变之前相比，推迟 1 小时上课后，学生报告的就寝时间平均早了 18 分钟，平均睡眠时间增加了 45 分钟（Owens et al.，2014）。最后，一项对 9000 多名高中学生进行的纵向研究声称，在早上上课时间较晚的学校，每晚睡眠超过 8 小时的学生比例明显更高（例如，在早上 7：30 开始上课的学校，这一比例是 33%，在早上 8：55 开始上课的学校，这一比例是 66%）（Wahlstrohm et al.，2014）。这些研究和其他类似研究也指出，这些学校开始上课时间的变化带来了额外的好处，包括学习成绩（Owens et al.，2014）、心理健康（Owens and Jones，2011）和安全驾驶（Danner and Phillips，2008）。

推迟上学时间似乎是个好主意。然而，后勤方面的考虑可能是全国没有系统地实施该计划的首要原因。一项对 300 多所公立高中人事部门的调查报告，最常见的后勤障碍包括体育运动和体育比赛时间的减少，课外兼职机会的减少，影响了对弟弟妹妹的照顾，父母和家庭计划的调整，潜在的安全问题和运输问题。有证据表明，这些担忧是没有根据的，但有必要进行全面的实证研究，以确定推迟上学时间对这些因素的影响有多大（Owens et al.，2014）。总之，证据很明显：青少年的睡眠对个人和社会层面的成功至关重要，而在美国，推迟上学时间是确保青少年获得所需睡眠的一种合理方式。

8.6　媒体与青少年的大脑

媒体和技术对大脑发育的影响越来越引起人们的关注和兴趣。媒体使用（和滥用）的急剧增加，特别是在青少年中，已经在父母、教育者、政策制定者和媒体中引起了激烈的辩论。有些人认为，精通技术从长远来看是有益的，而另一些人则担心，过度使用媒体正在腐蚀或至少正在改变大脑的发育。有研究者（Choudhury & McKinney，2013）认为，后者是基于对社会行为的两个更广泛的担忧：（1）现存的关于青少年行为的道德恐慌，这是一个困扰每一代人的问题；（2）越来越多的人担心媒体消费过于强烈、使人上瘾和普遍。此外，他们指出，"对这些技术的焦虑涉及神经可塑性的概念"，担心青少年的大脑从根本上发生消极的改变是武断的，因为经验数据还不足以确定使用媒体的长期后果。关于媒体使用和大脑发育的新兴研究已经在进行中，毫无疑问，未来几年将产生大量的证据，研究者从中可以得出基于数据的结论。

尽管有很多关于媒体对青少年大脑潜在的独特影响的猜测，但是很少有实证研究来验证这个问题。然而，一项研究开发了一项新的 fMRI 任务来模拟 Instagram，Instagram 是一种流行的社交媒体工具，用户可以在其中分享照片。Instagram 的一大吸引人之处在于，用户可以收到自己照片的"赞"。在 fMRI 研究中，研究者测量了青少年对"赞"的行为反应和神经反应（Sherman，Payton，Hernandez，Greenfield，Dapretto，2016）。青少年更倾向于认可（"赞"）那些已经被其他参与者认可、收获很多"赞"的照片，这与跟奖赏加工（腹侧纹状体）、社会认知（内侧前额叶皮层）、模仿（顶叶皮层）和注意（额叶皮层）相关的神经区域的更多参与有关（图 8.4）。这项研究的一个特别引人注目的

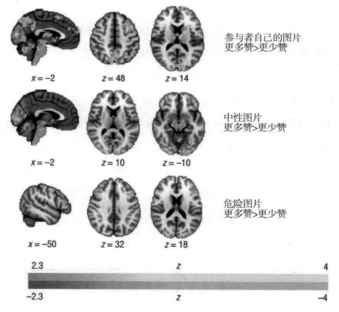

图 8.4 不同情境下神经反应的差别

在一项旨在研究神经元对社交媒体中"赞"的反应的研究中，相比获"赞"少的照片，参与者对自己的获"赞"更多的照片的神经反应更强（底部和顶部）。当参与者看由同伴（中间）上传的中性图片（与危险的图片相比）时，他们的双侧枕叶皮层、内侧前额叶皮层和额下回的活动明显增强。

发现是，青少年在看从事危险行为（如吸食大麻）的个人照片时，认知控制网络的活跃度降低。这项研究的结果强调了青少年极易受社交媒体和同伴影响吸引的背后可能存在的神经机制。对青年人的研究也发现腹侧纹状体激活与 Facebook 使用之间存在关联（Meshi，Morawetz，and Heekeren，2013）。有趣的是，在有限的采用功能磁共振成像对青少年和成人的媒体使用所进行的研究中，一个共同的线索是，涉及非媒体社会认知区域，包括TPJ、纹状体、mPFC 和脑岛，也是相关的。这可能表明，就大脑而言，社交媒体中的核心词是"社交"，大脑将以同样的方式对待媒介（无论是在互联网上还是面对面）。未来几年，人们对这一话题的浓厚兴趣很可能会激发更多的研究来解决这一问题。

8.7　性教育

20 世纪 70 年代和 80 年代，随着艾滋病毒/艾滋病的爆发和青少年怀孕率的上升，性教育获得了广泛的公众支持。性教育的普遍主题，包括性行为、生殖健康和怀孕、生育权利和责任、性节制、避孕和性传播疾病，是有争议的，因为父母、老师、政策制定者和国会议员、不同的宗教团体以及社会对性教育内容、细节和公立学校的性教育项目有截然不同的看法。不幸的是，美国不同州（甚至州内不同学区）之间的性教育差异使得许多青少年缺乏综合的信息。

今天，许多州都有要求开展性教育的政策。22 个州和哥伦比亚特区要求进行性教育，33 个州和哥伦比亚特区要求进行艾滋病毒教育（Guttmacher，2014）。相似之处仅限于此，因为性教育的具体指导和实施因州而异。例如，只有 13 个州要求性教育指导要具有医学上的准确性。26 个州和华盛顿特区要求这些信息适合学生的年龄，8 个州要求该项目必须提供适合学生文化背景的教学，并且不得歧视任何种族、性别或民族，2 个州禁止该项目推广宗教。各州在父母的角色和父母同意方面也存在显著差异。22 个州和哥伦比亚特区要求告知家长将提供性教育和艾滋病毒教育，3 个州要求家长同意学生参与，35 个州和哥伦比亚特区允许父母将孩子带离性教育。最后，性教育的内容也有很大差异。19 个州要求提供关于只在婚姻内从事性活动的重要性的指导。只有 12 个州要求讨论性取向，其中 3 个州指出有关性取向的资料是负面的。13 个州要求提供包含关于青少年性行为和怀孕的负面结果的信息。18 个州和哥伦比亚特区要求提供避孕信息，25 个州要求强调禁欲，12 个州要求将其包含在材料中。从 1996 年开始增加禁欲性教育到 2007 年，超过 15 亿美元的州和联邦资金被用于支持这些项目的发展和实施。这包括教育年轻人在结婚前必须禁欲，并且除了导致疾病和怀孕外，"婚姻之外的性行为很可能产生有害的心理和身体影响"（510 （b）（2）（E）（Social Security Administration Act of 2010，42 USC §710）。尽管没有明确的研究表明婚前禁欲会带来积极的社会或情感结果（Suleiman，Johnson，Shirtcliff，and Galván，2015），但这一指令仍然存在。

一些研究人员和性教育倡导者已经开始错误地使用神经科学研究来证明"从身体上和情感上来说，最健康的行为是禁欲，直到他们能够作出承诺与一个伴侣共度余生"（Bush and McIlhaney，2008）。这是对爱情、性和欲望的神经成像研究的不恰当使用，因为目前还没有研究考察婚姻之外的性对神经的影响。

然而，从我们在本书中回顾的关于青少年性行为的神经科学研究中，我们可以收集到一些重要的信息。在第 2 章中，我们讨论了青春期开始时出现的发育期变化。与青春期有关的神经发育导致寻求刺激和冒险行为的增加。总之，这些激素和行为的改变会增加浪漫和性行为。一篇综述表明，与其忽视这种新发现的性兴趣，还不如通过性教育帮助青少年学习如何以积极的方式引导这些欲望，以获得经验和培养社会关系技能（Suleiman et al.，2015）。我们在第 4 章回顾的可塑性的概念是一个很好的提醒，一系列的社会、教育和环境因素可以对青少年的行为产生巨大的影响。在性欲望的背景下，青少年可以被引导去实践健康的关系。

对动物进行的研究表明，在早期雌雄配对结合时观察到的强烈的性欲对形成长期的配对行为至关重要（Smeltzer, Curtis, Aragona, and Wang, 2006）。人类也是如此，尤其是青少年。青少年恋爱关系的独特性质（通常包括激情和如何调节它们的试误学习）有助于学习在未来的关系中建立健康纽带所必需的技能。

然而，尽管我们对与性和爱相关的神经机制及其支持因素的理解日益加深，但对政策的制定来说，我们从神经科学研究中得出的推论仍有很大的局限性。到目前为止，还没有研究专门探究青少年浪漫爱情和性之间的神经生物学差异（Suleiman et al.，2015）。此外，目前还没有纵向神经成像研究来衡量经历过与没有经历过性和浪漫爱情的青少年，在神经功能或发育方面的差异。即使有研究者进行了这样的研究，也存在重要的潜在混淆因素，包括参与者的发育史、家庭信仰和地理位置（这对所接受的性教育类型有影响），这些将极大地限制他们所学习的知识。尽管神经科学带来了我们在青少年大脑发育、浪漫和性决策方面的概念和经验的进步，夸大我们目前对这些进步的理解会导致建议明显偏离证据（Suleiman et al., 2015）。与青少年大脑发育、爱、性和婚姻相关的神经科学并不能完全解释青少年的行为，也不能为如何应对性教育提供一个明确的答案。它有助于制定新的政策和规划，以更好地支持青少年在这个关键的发展窗口期前行，增强他们的终身性健康。

8.8　健康决策

8.8.1　成熟未成年人原则

长期以来，关于青少年健康决策的成熟度和能力一直是个棘手的问题。在深入探讨成熟（或不成熟）对健康政策的影响之前，我们将回顾成熟未成年人原则（Mature Minor Doctrine）。这个美国术语指的是，管理方面或普通法政策上接受青少年可能已经具备可以为自己做出医疗保健和治疗决定的成熟度。这些决定允许在监护人不知情或不同意的情况下发生。虽然从历史上看并非如此，但现在普遍认为这是一项基本的权利。这一原则有时被用来为未成年患者保密，不告知其父母。它允许卫生保健提供者基于对青少年成熟度的评估和档案，来将他们当作成年人对待，并允许他们向年轻人提出问题，以确定他们是否具备自行同意接受治疗的成熟度。

成熟未成年人原则提出的背景很有趣。阿尔伯特·G. 史密斯（Albert G. Smith）是华盛顿州一位 18 岁的已婚父亲，他患有一种进行性疾病。史密斯担心他的妻子最终将不得不承担照顾他和他们已有孩子的重担，所以他决定不再要孩子。因此，他要求进行输精管切除术，这是一种防止精子进入精液流从而阻止受精的外科手术。史密斯提供了书面同意书并接受了手术。当史密斯年满 21 岁时，即华盛顿州当时的法定成年年龄，他起诉了这名医生，称他当年还是未成年人，不应该被允许自行同意接受手术。华盛顿最高法院受理并驳回了斯密斯诉希伯利案（*Smith v. Seibly*，72 Wn. 2d 16，431 P. 2d 719，1967）。其裁决指出，该案件应该考虑"年龄、智力、成熟度、训练、经验、经济独立与否、作为一名成年人的常规行为和脱离父母的控制所有这些因素（包括手术同意书）。"法院还引用了另一个案例——英格纳姆诉贝拉尔案（*Grannum v. Berard*，70 Wn. 2d 304，307，422 P. 2d 812，1967）："同意手术所需的心理能力是一个事实问题，要根据每个个案的情况来决定。"法院明确规定，未成年人即使没有正式的解放，也可以自行同意接受手术。

8.8.2　堕胎

关于未成年人有权决定堕胎而无需通知父母这一有争议的决定，成熟未成年人原则受到了质疑。在 1990 年美国最高法院霍奇森诉明尼苏达州一案中，法院裁定怀孕的青少年在终止妊娠前无须通知父母（American Psychological Association，1989）。这项裁决是基于心理学家的论点，即青少年的决策能力与成年人相当。这与十年后少年司法系统中关于青少年成熟度和决策能力的论点不符（详见上文所述）。2005 年的一项少年司法裁决——阿约特诉计划生育中心案，反对青少年拥有未经父母同意的堕胎权利，因为法院赞同青少年不具备如成人般成熟的心理和生理能力，所以家长参与到堕胎事件中是必要的。

今天，各州在青少年堕胎是否需要取得父母同意的问题上存在不同意见。38 个州要求父母一定程度的参与。在大多数需要父母许可的州，有一些替代方案。第一，未成年人可以请求法官允许"司法豁免"，在这种情况下，未成年人可以免于获得父母的许可。第二，合法监护人可以代替父母给予许可。第三，如果一个青少年符合法律要求，表明她独立于父母的照料和控制，她就不需要得到许可。如果青少年是虐待或忽视的受害者，一些州也会免去父母的介入。

倡导团体提出了几个论点支持父母知情。第一，他们认为，堕胎是一种医疗程序，应该取得父母知情和同意，因为这是大多数其他类型的医疗程序所需要的。第二，华盛顿哥伦比亚特区保守派智库传统基金会的一项研究报告称，规定父母参与的法律减少了青少年堕胎的数量。第三，年长男孩朋友为了掩盖他犯有法定强奸罪的事实而施加的压力，可能会导致青少年不情愿的堕胎。最后，父母知情法使得父母有机会将堕胎可能造成的后果告知女儿。

反对父母知情的倡导者也提出了强有力的论据。第一，他们认为这些法律增加了不安全的非法堕胎的数量，因为青少年害怕告诉他们的父母，所以他们选择不在医疗安全的环境下进行堕胎。第二，不想告诉父母的未成年人有时会去不需要父母知情的临近州。花在路上的时间可能会推迟堕胎，从而增加在怀孕更后期进行流产的风险，特别是如果堕胎推迟到了妊娠晚期。这一观点得到了美国儿科协会的支持，协会于 1996 年发表了以下声明："立法规定家长参与其中并没有促进家庭沟通，也没有实现预期的好处，但它确实增加了青少年受伤害的风险，延迟了青少年获得适当的医疗保健的时间。我们不应强迫或要求青少年接受父母参与到其堕胎决策中，尽管应鼓励他们与父母和其他负有责任的成年人讨论他们的怀孕情况"（American Academy of Pediatrics,

1996）。第三，其他生殖健康问题，例如性传播疾病的检测和治疗，不需要父母的同意。反对者给出的最后一个理由是最主观的：他们假设，许多育龄期的未成年人已经足够成熟，可以自己做出堕胎决定，就像美国最高法院在贝洛蒂诉贝尔德一案中的裁决。

那么未成年人是否成熟到可以自己决定堕胎呢？如果能自己做决定，那他们什么时候可以因为太不成熟而不必接受像成年罪犯一样的惩罚呢？一群发展心理学家通过强调堕胎决策和犯罪活动决策的时间差异来调和这些论点（Steinberg, Cauffman, Woolard, Graham, and Banich, 2009）。青少年决定犯罪通常是轻率的，而且往往是在同龄人在场的情况下做出的。与此不同，青少年可以经过与成人磋商、从容不迫地决定终止妊娠。为什么这很重要？这是因为研究表明，在做出慎重决定时，年轻人的表现可以与成年人相媲美。然而，在社会心理能力和"一时冲动"决策方面，青少年落后于成年人。因此，斯坦伯格和他的同事们认为，在堕胎和少年司法方面对青少年的法律处理并不矛盾，相反，他们强调的是，"根据每一事件所涉及的决策场景的不同性质"，不同的法律处理考虑了成熟的不同方面。相比在情绪唤起或来自同伴的强制性压力条件下管理个人行为所必需的能力，对医疗程序作出知情决策所必需的技能和能力可能早几年就具备了。我们鼓励读者阅读原文，以便更深入地理解这些问题（Steinberg et al. , 2009）。再强调一次，这一基本原理以及双方倡导者在该问题上的强烈观点，让我们对我们的社会如何能够并确切定义成熟和能力产生了疑问。

8.9 未来的发展方向

本章只是青少年大脑研究在政策中的作用的冰山一角。我们已经回顾了直接利用这类研究来制定政策的领域，但这是发现青少年大脑的激动人心的时刻，向其他领域的进军是不可避免的。例如，关于青少年大脑易受攻击性运动（如高中橄榄球）影响的讨论日益增多（图 8.5），并且科技的快速发展也已经开始被用于青少年大脑的研究中。

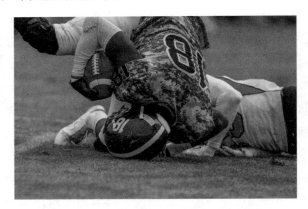

图 8.5 高中生在橄榄球比赛中拦截抢球

近年来，青年倡导者和科学家开始更深入地质疑与运动相关的脑震荡对大脑发育的潜在有害影响。在 2008 年至 2011 年期间，美国有超过 200 例与运动相关的死亡，在此前的十年中，估计有超过两百万的 19 岁以下的青少年因运动相关的伤害接受治疗（CDC，2011a）。有几件事有效地突出了这一重要论述。第一，2014 年，白宫举办了首届"健康儿童和安全运动脑震荡峰会"。第二，美国国家橄榄球联盟正在处理的诉讼，此前有前球员将终身伤害、心理健康问题和问题行为归咎于这项运动。最后，纽约巨人队的共同所有人史蒂夫·蒂施向加州大学洛杉矶分校医学院捐赠了 1000 万美元用于脑科学项目。该基金的目的是培训专门研究运动脑震荡的儿科神经学家，并研究如何预防、诊断和治疗年轻运动员的损伤。这一临床相关研究无疑将受益于对青少年大脑的基础神经科学研究，该研究已经证明了其脆弱性和复原力（Galván，2014）。深入了解运动相关损伤对大脑发育的大量神经生物学和心理影响，将有助于制订减少、预防和治疗可避免悲剧的对策。总之，科学家和政策制定者越来越注重关于青少年大脑变化的知识，以适应青少年个体发展和使社会受益。非科学家正致力于与发展认知神经科学研究人员联合起来，在制定与青少年相关的社会政策和法律制裁方面发出有意义的声音（Galván，2014）。基于对青少年大脑的研究，未来几年无疑将会出现政策上的新转变。

本章小结

- 青少年研究对政策很重要。
- 成熟度和能力的定义和根据环境的不同而变化是具有挑战性的。
- 根据青少年研究的发现废除了对未成年人的死刑和无假释的无期徒刑。
- 分级驾驶法有助于为青少年提供练习安全驾驶所需的成熟和经验。
- 睡眠对青少年大脑的健康发育来说是必要的。
- 推迟上学时间是改善青少年睡眠的一种方法。

问题回顾

1. 在青少年司法方面，最有影响力的最高法院案例有哪些？
2. 为什么推迟上学时间会受到抵制？
3. 什么是成熟的未成年人学说？
4. 列举当前性教育的两个主要问题。

延伸阅读

Bonnie, R. J., and Scott, E. S. (2013). The teenage brain: adolescent brain research and the law. *Current Directions in Psychological Science*, 22, 158 −163.

Galván, A. (2014). Insights about adolescent behavior, plasticity and policy from neuroscience research. *Neuron*, 83, 262 −265.

Steinberg, L., Cauffman, E., Woolard, J., Graham, S., and Banich, M. (2009). Are adolescents less mature than adults? Minors' access to abortion, the juvenile death penalty and the alleged APA "Flip −Flop." *American Psychologist*, 64, 583 −594.

术　语　表

1. 什么是青少年期

青少年早期（**Early adolescence**）：开始于中学阶段，大部分青春期发育发生在青少年早期。

成年早期（**Early adulthood**）：青少年晚期及 20 岁出头到 35 岁左右。

幼儿期（**Early child hood**）：婴儿期结束后的发展期，持续到5～6岁。

婴儿期（**Infancy**）：从出生到大约 18 个月大。

青少年后期（**Late adolescence**）：青春期发育之后的一段时期。

成年晚期（**Late adulthood**）：从大约 65 岁到死亡的发展期。

成年中期（**Middle adulthood**）：开始于 35～40 岁，结束于 55～65 岁。

儿童期中后期（**Middle and late childhood**）：从幼儿园到青少年期之前的发展期。

神经元（**Neurons**）：大脑中的神经细胞。

产前期（**Prenatal period**）：从怀孕到出生的时期。

2. 青春期

肾上腺机能初现（Adrenarche）：性成熟的早期阶段，期间肾上腺皮质分泌更多的雄激素。

骨龄（Bone age）：根据骨融合而不是实际年龄或实足年龄对生物年龄进行的测量。

原发性青春期延迟（Constitutional delay of puberty）：个体比同龄人进入青春期的时间较晚。

皮质醇（Cortisol）：一种因压力而释放的类固醇激素。

青春期提前（Early timing puberty）：个体比同龄人更早进入青春期的一种状态。

骨骺（Epiphysis）：骨骼的末端成分，随着儿童年龄的增长而拉长。

雌二醇（Estradiol）：女性卵巢分泌的一种激素。

功能分辨率（Functional resolution）：指时间精度；具有更高功能分辨率的图像提供了更精确的大脑激活时间。

性腺功能初现（Gonadarche）：青春期早期的一个阶段，在这个阶段性腺开始生长，并增加了雌二醇和睾酮的产生。

促性腺激素释放激素神经元（Gonadotropin – releasing hormone（GnRH）neurons）：释放 GnRH 的神经元，GnRH 是一种释放卵泡刺激素和黄体生成素的激素，涉及青春期的成熟。

促性腺激素（Gonadotropins）：刺激性腺活动的激素（男性的睾丸和女性的卵巢）。

灰质（Gray matter）：大脑中较暗的组织，主要由神经元细胞体组成。

血液动力学（Hemodynamics）：血液流动和血液氧合的变化。

下丘脑 – 垂体 – 性腺轴（Hypothalamic – pituitary – gonadal（HPG）axis）：大脑中负责释放青春期激素的系统。

下丘脑（Hypothalamus）：负责产生大量激素的脑区。

成熟加压假说（Maturational compression hypothesis）：用来解释青春期的节奏与心理社会和行为问题之间的关系。

初潮（Menarche）：女孩的第一次月经。

干骺端（Metaphyses）：长骨在腿、臂、手指和脚趾上的较宽的部分。

发育停止或成熟异常假说（Off – time or maturational deviance hypothesis）：相对于同龄人而言，发展得早或晚的青少年会经历心理压力和行为问题。

垂体（Pituitary gland）：一种分泌激素的内分泌腺，有助于控制生长、血压、性器官、甲状腺和新陈代谢。

首次遗精（Spermarche）：男孩第一次射精。

睾酮（Testosterone）：男性睾丸分泌的一种激素。

体素（体像素）（Voxel（volume pixel））：三维图像中可感知的最小的盒状部分。

白质（White matter）：大脑中较浅的组织，由包裹在轴突束上的髓鞘组成。

3. 研究青少年大脑的认知神经科学方法

脑部扫描（Brain scan）：使用像巨型照相机一样运作的机器拍摄的脑部图像。

冠状面（Coronal plane）：将大脑从前到后纵向切开的形状。

默认模式网络（Default mode network）：与参与者执行计算机任务相比，参与者处于"休息"状态时，那些一起表现出更高水平激活的大脑网络。

扩散张量成像（Diffusion tensor imaging）：一种提供白质束可视化的脑成像。

脑电图（Electroencephalography，EEG）：一种用来测量脑电脉冲的工具。

功能连通性图（Functional connectivity map，fcMap）：对大脑不同区域间功能相关性的估计。

功能成像（Functional imaging）：一种显示大脑如何加工信息的脑成像。

脑磁图（Magnetoencephalography，MEG）：一种用来测量大脑活动的工具。

静息状态功能磁共振成像（Resting state fMRI，rsfMRI）：一种用来评估参与者在不执行明确的计算任务时大脑各区域之间相互作用的方法。

矢状面（Sagittal plane）：从一边到另一边纵切大脑。

空间分辨率（Spatial resolution）：指构建数字图像所使用的像素数；具有更高空间分辨率的图像提供了更多的大脑解剖细节。

结构成像（Structural imaging）：提供大脑解剖和结构图像的一种脑成像。

特斯拉（Tesla）：用于脑成像中的磁强度单位。

横切面（Transverse plane）：从上到下切割大脑。

4. 大脑的可塑性

稳态应变（Allostasis）：通过生理或行为变化来达到稳定的过程。

适应负荷（Allostatic load）：机体对慢性压力产生的生理、代谢、生理和心理负荷。

萎缩（Atrophy）：神经性退化。

关键期（Critical period）：神经回路可塑性增强的时期。

环境复杂性范式（Environmental complexity paradigm）：一种在复杂环境中测量神经回路发展的测试。

缝隙连接（Gap junctions）：连接突触前和突触后细胞膜的特殊通道。

糖皮质激素（Glucocorticoids）：非人类动物的应激激素。

内稳态（Homeostasis）：趋向相对稳定的平衡的倾向。

长时程抑制（Long－term depression，LTD）：两个神经元之间的交流减少后，突触强度的下降。

长时程增强（Long－term potentiation，LTP）：两个神经元之间信号传输（交流）的持续增加。

单眼剥夺（Monocular deprivation）：剥夺动物视觉输入的过程，通常通过缝合眼睛来实现。

神经发生（Neurogenesis）：新神经元的诞生。

神经可塑性（Neuroplasticity）：大脑对经验作出反应而发生的变化。

敏感期（Sensitive period）：学习变得相对比较容易的时期。

突触（Synapses）：允许电信号或化学信号从一个神经元传递到另一个神经元的结构。

突触发生（Synaptogenesis）：新突触的产生。

5. 神经认知发展

注意缺陷多动障碍（Attention－Deficit Hyperactive Disorder，ADHD）：一种以注意力难以集中和行为过度活跃为特征的大脑疾病。

认知（Cognition）：包括记忆、反应抑制、问题解决和决策的心理能力。

认知控制（Cognitive control）：控制行为、抑制对无关信息的注意，并根据当前目标表现出灵活性的能力。

延迟转变（Delayed shifts）：一种神经发育路径，在此过程中，患有某种障碍的儿童表现出与正常发育儿童相同的神经发育模式，但出现的时间较晚。

偏离轨迹（Deviant trajectories）：一种神经发育路径，在这条路径中，患有某种障碍的儿童表现出与典型发育完全不同的模式。

速度紊乱（Disrupted velocity）：一种神经发育路径，在此过程中，受紊乱困扰的儿童表现出与正常发育儿童相同的一般模式，但速度异常。

前额叶皮层（Prefrontal cortex）：大脑中与认知有关的最前部区域。

6. 动机系统

多巴胺（Dopamine）：一种神经递质，帮助加工奖赏信息、调节运动和情绪反应，并从环境中学习。

Rescorla – Wagner 模型（Rescorla – Wagner Model）：对经典条件作用的一种解释，认为在经典条件作用下，动物能从预期发生的事情和实际发生的事情之间的差异中学习。

奖赏系统（Reward system）：由大脑中加工奖赏信息的区域组成的网络。

奖赏任务（Reward tasks）：为在核磁共振扫描仪中研究人类如何加工奖赏信息而开发的计算机任务。

冒险（Risk – taking）：在不知道行为结果的情况下做出某种

行为。

7. 社会脑

情感加工（**Affect processing**）：情绪或感觉的神经加工。

自闭症（**Autism**）：表现为社交障碍、语言和非语言沟通障碍以及刻板的行为模式；有时还与智力障碍、运动协调障碍和身体健康问题有关。

完形加工（**Configural processing**）：对人脸进行整体加工，而不是只关注其组成部分。

面孔加工（**Face processing**）：在大脑中识别和存储面孔信息的神经过程。

梭状回面孔区（**Fusiform face area，FFA**）：颞叶中加工面孔的区域。

共同注意（**Joint attention**）：看向他人目光注视方向的过程，表示共同注意某事。

亲社会行为（**Prosocial behavior**）：任何旨在帮助他人的行为。

自我发展（**Self－development**）：一个人在社会环境中的自我意识、能动性、自尊心和自我的发展；同一性的探索。

社交焦虑障碍（**Social anxiety disorder**）：在社交场合表现出强烈的恐惧或痛苦，导致日常机能受损。

心理理论/心智化（**Theory of mind/mentalizing**）：赋予自己和他人心理状态的能力，包括信念、意图、欲望、假装、知识和讽刺等。

8. 青少年神经科学对政策的影响

胜任力（**Competence**）：成功或高效地完成某事的能力；在法律

体系中，一个人接受审判和理解对其指控的能力。

青少年司法 （Juvenile justice）：美国用来解决和处理被证明有罪的青少年的主要法律体系。

成熟未成年人原则 （Mature Minor Doctrine）：美国的监管或普通法政策承认，青少年可能已经成熟到有能力为自己做出医疗保健治疗决定。